千古药王

孙思邈

国医传世名方

刘从明　主编

U0200821

华龄出版社
HUALING PRESS

责任编辑：郑建军

责任印制：李未圻

图书在版编目（CIP）数据

千古药王孙思邈 / 刘从明主编 . -- 北京 ： 华龄出

版社， 2019.12

ISBN 978-7-5169-1586-8

Ⅰ . ①千… Ⅱ . ①刘… Ⅲ . ①《千金方》－经方－研

究 Ⅳ . ① R289.342

中国版本图书馆 CIP 数据核字（2019）第 299092 号

书　　名：千古药王孙思邈

作　　者：刘从明

出 版 人：胡福君

出版发行：华龄出版社

地　　址：北京市东城区安定门外大街甲 57 号　　邮　　编：100011

电　　话：010-58122246　　　　　　　　传　　真：010-84049572

网　　址：http://www.hualingpress.com

印　　刷：北京彩虹伟业印刷有限公司

版　　次：2020 年 5 月第 1 版　　2020 年 5 月第 1 次印刷

开　　本：710×1000　　1/16　　　　　印　　张：14

字　　数：200 千字

定　　价：68.00 元

前言

　　孙思邈，京兆东原人（今陕西省耀县孙家塬），出生于隋开皇元年，卒于唐永淳元年，活了 102 岁（也有说他活了 141 岁），他是我国乃至世界历史上著名的医学家和药物学家，被人们尊为"药王"。

　　孙思邈 7 岁时读书，就能"日诵千言"——每天能背诵上千字的文章，被人称为"圣童"。到了 20 岁，就能侃侃而谈老子、庄子的学说，并对佛家的经典著作十分精通。但他认为走仕途，做高官太世故，不自由，多次辞谢了朝廷的封赐。隋文帝让他做国子博士，他也称病不做。唐太宗即位后，召他入京，见到 50 多岁的他竟容貌气色、身形步态皆如同少年一般，感叹道："有道之人真是值得人尊敬呀！像羡门、广成子这样的神仙人物原来世上竟是有的，怎么会是虚言呢？"便想授予他爵位，但仍被孙思邈拒绝了。高宗继位后，又邀他做谏议大夫，也被他推辞了。孙思邈归隐的时候，高宗又赐他良驹，还有已故的鄱阳公主的宅邸。当时的名士宋令文、孟诜、卢照邻等文学大家都十分尊敬他，以待师长的礼数来侍奉他。

　　一次，卢照邻问了孙思邈："名医能治愈疑难的疾病，是什么原因呢？"孙思邈的回答十分精彩，也足见其医学上的造诣颇深。他答道："对天道变化了如指掌的人，必然可以参政于人事；对人体疾病了解透彻的人，也必须根源于天道变化的规律。天候有四季，有五行，相互更替，犹似轮转。那么又是如何运转呢？天道之气和顺而为雨，愤怒起来便化为风，凝结而成霜雾，张扬发散就是彩虹。这是天道规律，人也相对应于四肢五脏，昼行夜寝，呼吸精气，吐故纳新。人身之气流注周身而成营气、卫气，彰显于志则显现于气色精神，发于外则为音声，这就是人身的自然规律。阴阳之道，天人相应，人身的阴阳与自然界并没什么差别。人身的阴阳失去常度时，人体气血上冲则发热，气血不通则生寒，气血蓄结生成瘤及赘物，气血下陷成痈疽，气血狂越奔腾就是气喘乏力，气血枯竭就会精神衰竭。各种征候都显现在外，气血的变化也表现在形貌上，天地不也是如此吗？"

孙思邈还对良医的诊病方法做了总结："胆欲大而心欲小，智欲圆而行欲方。""胆大"是要有如起起武夫般自信而有气质；"心小"是要如同在薄冰上行走，在峭壁边落足一样时时小心谨慎；"智圆"是指遇事圆活机变，不得拘泥，须有制敌机先的能力；"行方"是指不贪名、不夺利，心中自有坦荡天地。这就是孙思邈对于良医的要求。其实，何止于医者，仅从为人的角度上来讲，恐怕要做一个有气度、有担当的人，也不悖此道吧！

孙思邈是古今医德医术堪称一流的名家，尤其对医德的强调，为后世的习医、业医者传为佳话。他在名著《千金要方》中，把"大医精诚"的医德规范放在了极其重要的位置上来专门立题，重点讨论。而他本人，也是以德养性、以德养身、德艺双馨的代表人物之一，成为历代医家和百姓尊崇备至的伟大人物。

本书选编了《千金要方》《千金翼方》中的经典名方，每首方剂从方源、组成、用法用量、主治、功用、历代医家方论等方面论述，以供大家学习和参考。书中收罗广博，详解略说，层次分明，图文并茂，深入浅出，使读者更好地熟悉、掌握《千金要方》《千金翼方》中组方原理及临床运用规律。

本书适合中医爱好者及中医临床医生阅读参考。需要指出的是，本书中出现的犀角、穿山甲、羚羊角、龙骨等现在已不再使用或使用其他替代品。

编　者

目录

妇人方

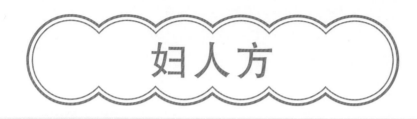

吉祥丸

【方歌】
> 肝虚无子天麻芎，熟术丹桃楮肉桂。
> 轻薄桃花癫狂柳，蔓延多子味菟盆。
> 内合一派砒皆宝，通气还需用茯苓。

【方源】 《备急千金要方·卷二妇人方上·求子第一》："吉祥丸治女人积年不孕。"

【组成】 天麻、柳絮、牡丹皮、熟地黄、肉桂、茯苓各1两，五味子、桃花、白术、川芎各2两，桃仁100枚，覆盆子、菟丝子、楮实子各1升。

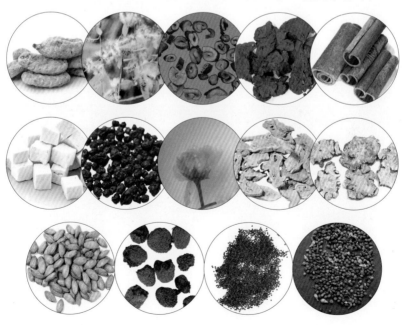

【用法】　上药为末，炼蜜为丸，如豆大。每服5丸，空腹时用白水或酒送服，每日2次。

【功用】　补肝益肾，化痰行滞。

【主治】　不孕。

【方义方解】　桃花令人好颜色，柳絮能除面热黑，斯亦闺人之所需。其熟地黄、川芎、楮实子养血壮筋，菟丝子、覆盆子、五味子补精益气，牡丹皮、肉桂、桃仁和营暖宫，茯苓、白术、天麻清痰逐湿，饮用苦酒，取酸收以归子宫也。

【方论精粹】

王子接《绛雪园古方选注》："吉祥者，《诗》言吉梦熊罴，男子之祥也。妇人血积胞门，或寒凝子宫，致任脉不荣，积年不孕，断绪绝产。阅古方用荡胞汤坐导药，而闺中弱质，奚堪硝、黄、䗪、蛭猛烈之品。是方君以天麻者，以其有游子十二环围于外，结子透虚入茎中，潜生土内，复川芎下行血海，治血闭无子。李杲曰：女子肝虚不足，宜天麻、川芎以补之也。臣以肉桂，通子宫破瘀，桃仁、牡丹皮补肝活血，桃花轻薄，柳絮癫狂，功皆下行走泄。其性可以辟除秽恶，其情足以感发春心，佐以白术、地黄，补脾肾之正气，再使以菟丝、覆盆、五味子，皆蔓延多子之品，茯苓入阳通气，楮实入阴通神，俾使内之时，精气神混合一气，自然一举而得子矣。方之取义甚佳，用亦屡验。"

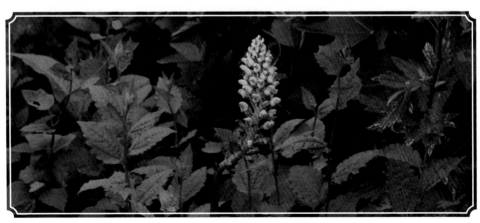

天麻

朴硝荡胞汤

【方源】　《备急千金要方·卷二妇人方上·求子第一》："朴硝荡胞汤治妇人立身以来全不产，及断绪久不产三十年者方。"

【组成】　朴硝、牡丹皮、当归、大黄、桃仁（生用）各3铢（1铢约为0.65克，下同），细辛、厚朴、桔梗、赤芍、人参、茯苓、肉桂、甘草、牛膝、陈皮各1铢，虻虫10枚，水蛭10枚，附子6铢。

【用法】　酒、水煎，分4次（昼三夜一）服，覆被取汗。

【功用】　温肾暖胞，荡涤瘀血。

【主治】　妇人寒瘀阻于胞宫，久不生育。

【方义方解】　不孕之症，其因多端，瘀血阻胞，即为其一。本方中应用诸如朴硝、牡丹皮、当归、大黄、桃仁、赤芍、牛膝、虻虫、水蛭等大量破血逐瘀之品，再加人参、茯苓、肉桂、细辛等补气温经之类，以及厚朴、陈皮、桔梗等理气辛散药物，可使胞宫瘀血荡除，新血从而复生，利于受孕着胎，故名"荡胞汤"。

【备注】　原书中说，此方服后必下瘀血如赤小豆汁。如瘀血不尽，可加阴道坐导药（皂荚、山茱萸、当归各3克，细辛、五味子、干姜各6克，大黄、矾石、戎盐、蜀椒各1.5克，诸药共为细末，用绢袋装，纳入阴道内，小便时去除，另换新袋）。此外，如病人体质过分亏虚，服本方后胸闷难受，可饮酢饭或冷米饮解之。

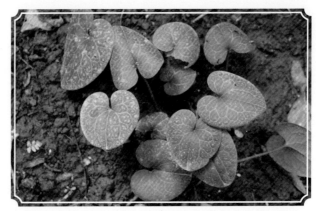

细辛

承泽丸

【方源】 《备急千金要方·卷二妇人方上·求子第一》："承泽丸治妇人下焦三十六疾，不孕绝产方。"

【组成】 梅核仁、辛夷各1升，葛上亭长7枚，泽兰子5合，溲疏2两，藁本1两。

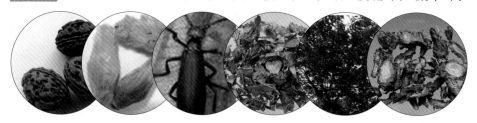

【用法】 上为末，炼蜜为丸。食前服如大豆2丸，1日3次，不知稍增。恶甘者，和药先以苦酒搜散，乃纳少蜜和为丸。若腹中无坚癖积聚者，去葛上亭长，加通草1两。

【主治】 妇人下焦三十六疾，不孕绝产。

【方论精粹】

　　张璐《千金方衍义》："承泽丸专破子脏积血。子脏属冲脉，紧附厥阴而主风木。故取梅仁之酸平以泄厥阴风热，则亭长方得振破血之威；辛夷、藁本、溲疏三味，《本经》一治寒热风头脑痛，一主妇人阴中寒肿痛，一止遗溺利水道；更用泽兰子统理妇人三十六病，一举而内外风气悉除，胞户积血尽扫。"

金城太守白薇丸

【方源】 《备急千金要方·卷二妇人方上·求子第一》："金城太守白薇丸治月水不利，闭塞绝产十八年，服此药二十八日有子方。"

【组成】 白薇、细辛各30铢，人参、牡蛎、紫参、厚朴、半夏、紫菀、当归各18铢，牛膝、沙参、干姜、秦艽各半两，僵蚕10铢，蜀椒、附子、防风1两半。

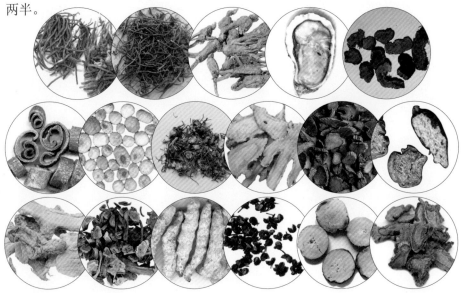

【用法】 上为末，炼蜜为丸，如梧桐子大。先食服三丸，不知，可增至四五丸。此药不可常服，觉有娠即止，用之大验（崔氏有桔梗、丹参各十八铢）。

【主治】 月水不利，闭塞绝产。

【方论精粹】

张璐《千金方衍义》："方中参、附、椒、姜以温血气，白薇、沙参以化辛热，辛、防、秦艽以祛血室之风，牛膝、当归以和冲脉之血，僵蚕以涤子户风痰；加杜衡者，师甄权之破留血也；牡蒙、紫菀者，法《本经》之下逆气及胸中寒热结气也。逆气下，结气散，而血行无滞；风气去，痰气除而子脏安和，故用半夏、厚朴、僵蚕专行清理风痰湿滞。搜剔脂腻，此方为最，所以服之匝月便能有子。"

安中汤

【方源】　《备急千金要方·卷二妇人方上·养胎第三》："安中汤若曾伤五月胎者，当预服此。"

【组成】　黄芩1两，当归、川芎、人参、生地黄各2两，甘草、芍药各3两，生姜6两，麦冬1升，五味子、火麻仁各5合，大枣35枚。

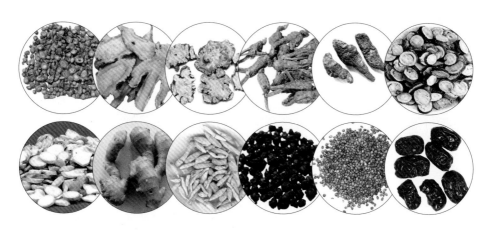

【用法】　以水7升，清酒5升，煮取3升半，分4服，每日白天3次夜间1次，7日复服1剂。

【主治】　妇人曾伤五月胎者。

【方论精粹】

张璐《千金方衍义》："前调中汤预调曾伤四月之胎，此安中汤预安曾伤五月之胎。夫调之与安，大费斟酌，调则有平治之权，安则无克削之理。彼以脾有蕴积，故宜枳实、厚朴以清之，此以素亏津液，又须生脉四物以濡之；用麻仁者，必妊娠素有脾约之故，然麻仁在此方与麻仁丸中不同，设非脾约，似可勿用。若中有宿滞，虽当五月，调中何妨，倘素禀亏弱，纵在四月，安中竟与勿疑，规矩不出方圆之外也。"

半夏汤（一）

【方源】 《备急千金要方·卷二妇人方上·养胎第三》："妊娠九月，若猝得下痢，腹满悬急，胎上冲心，腰背痛不可转侧，短气，宜服半夏汤。"

【组成】 半夏、麦冬各5两，吴茱萸、当归、阿胶各3两，干姜1两，大枣12个。

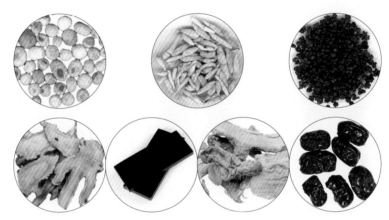

【用法】 上㕮咀（用口将药物咬碎，以便煎服，后用其他工具切片、捣碎或锉末，但仍用此名），以水9升，煮取3升，去滓，加白蜜8合，微火上温，分4服，痢即止。一方用乌雌鸡1只，煮汁以煎药。

【主治】 妊娠9月，卒得下痢，腹满悬急，胎上冲心，腰背痛不可转侧，短气。

【方论精粹】

张璐《千金方衍义》："今以孕母卒得下痢，腹满悬急，故用半夏以辟肠垢；姜、萸以散腹满；归、胶以护荣血；冬、枣以行津液，此皆恒用之品，其理易明。独是白蜜奥旨崇古未讲，盖蜜能通肠，而利反用之，必四服痢止肠垢去而正气复，胎自安矣。"

千金鲤鱼汤

【方歌】

> 千金鲤鱼用白术，茯苓芍药当归姜。
> 健脾利水安胎气，妊娠水肿用之瘥。

【方源】 《千金要方·卷二妇人方上·妊娠诸病第四》："鲤鱼汤治妊娠腹大，胎间有水气方。"

【组成】 鲤鱼1条（重2斤），白术5两，生姜、芍药、当归各3两，茯苓4两。

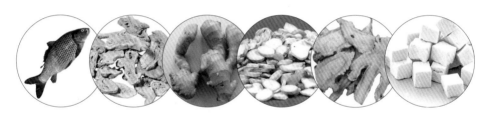

【用法】 上药研为粗末。先煮鲤鱼至熟，澄清取汁，煎药，分5次饮服。每日1剂，中病即止。

【功用】 健脾利水，养血安胎。

【主治】 妊娠水肿，下肢肿胀。

【方义方解】 方用鲤鱼，功能益脾、利水、消肿；佐以白术、茯苓以加强健脾利水之功，当归、白芍和血敛阴以固胎。合而用之，共奏健脾利水，养血安胎之功。

【运用】

1. **辨证要点** 主要用于治疗妊娠水肿。临床应用以妊娠水肿、下肢肿胀，为其辨证要点。

2. **加减化裁** 若见肿而作胀，加大腹皮；小便不利，加冬葵子；下肢浮肿，加薏苡仁。

3. **现代运用**　可用于妊娠水肿以及羊水过多等病症。

4. **注意事项**　不宜食用黏滞及寒性食物，以免伤阳助湿。

【方论精粹】

1. 张璐《张氏医通》："此方专主脾气不化，而水溢胞宫，故用鲤鱼专行利水，苓、术专行燥湿，归、芍专行护胎，生姜专行辛散，使周身之枢机利而水自除矣。"

2. 吴仪洛《成方切用》："按此方用归、芍以养血，苓、术以实脾，姜、橘以和胃。止用鲤鱼汁以利水，绝不杂用利水之药，走气伤阴，暗损胎元，且制小其服，以缓治之，深为有见。"

3. 徐大椿《医略六书》："妊娠肝脾两虚，不能输化，以制其湿，故遍身浮肿，小便涩少焉。鲤鱼下气利水，橘红化气利肺，当归养肝血以营经，白芍敛肝阴以安胎，白术健脾制湿，茯苓清肺和脾。煮鱼汁入药，务使肝脾气化则湿运，气调而小水自快，何患浮肿不退，胎孕不安乎。"

白 术

药 材 档 案

【别名】冬术、浙术、种术、白菜、山蓟、天蓟、山姜、乞力伽。

【来源】本品为菊科植物白术的干燥根茎。

【性味归经】苦、甘，温。归脾、胃经。

【功能主治】健脾益气，燥湿利水，止汗，安胎。用于脾虚食少，腹胀泄泻，痰饮眩晕，心悸不宁，水肿，自汗，胎动不安。

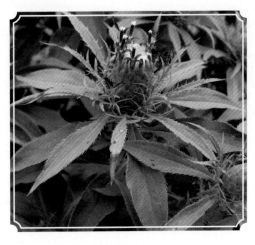

【用量用法】内服：6～12克，煎服。

【使用注意】本品燥湿伤阴，阴虚内热、津液亏耗者忌用。

石膏大青汤

【方源】 《备急千金要方·卷二妇人方上·妊娠诸病第四》："治妊娠伤寒，头痛壮热，肢节烦疼方。"

【组成】 石膏8两，大青叶、黄芩各3两，前胡、栀子、知母各4两，葱白(切)1升。

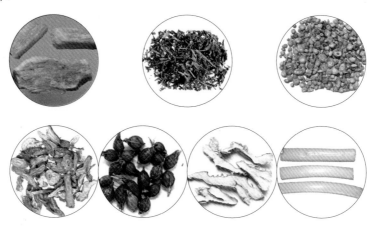

【用法】 以水7升，煮取2升半，去滓，分5服。

【功用】 散邪安胎。

【主治】 妊娠伤寒，头痛壮热，肢节烦疼；外感病表证渐解，里热已炽，高热，烦躁，口渴，肢体烦疼，舌苔薄黄，脉洪数。

【方义方解】 本方中石膏、知母为主药清热除烦，配以大青叶、栀子、黄芩清热泻火解毒；佐以前胡、葱白宣透疏散，则清而不遏，清中寓散，俾入里之邪热可清，而在表之余邪可泄。综观全方，虽由白虎汤演变而来，但其清热解毒之功效显著增强。

【运用】

1. **辨证要点** 本方以壮热、烦躁、口渴、肢体烦疼、舌苔薄黄为辨证要点。

2. **现代运用** 用于治疗流行性乙型脑炎、流行性脑脊髓膜炎及感染性发热等。

【方论精粹】

1. 张璐《张氏医通》："此方既可散邪，又能安胎。允为妊娠伤寒，温热时行神方，非千金不能立也。"

2. 程门雪《书种室歌诀二种》："妊娠感邪伤寒，不与常妇同例……若伤寒、湿热之邪不外达，反从内犯，热毒通胎者，宜《千金》石膏大青汤急救之，退则不及矣。此方既可散邪，又能安胎元，为妊娠伤寒，温热时行神方，非《千金》不能立也，张氏崇之极是。"

大青叶
药材档案

【别名】蓝菜、大青、蓝叶、菘蓝叶、靛青叶、板蓝根叶。

【来源】本品为十字花科植物菘蓝的干燥叶。

【性味归经】苦，寒。归心、胃经。

【功能主治】清热解毒，凉血消斑。用于温病高热神昏，发斑发疹，痄腮，喉痹，丹毒，痈疮肿毒。

【用量用法】内服：9 ~ 15 克，鲜品 30 ~ 60 克，煎服。外用：适量。

【使用注意】脾胃虚寒者忌用。

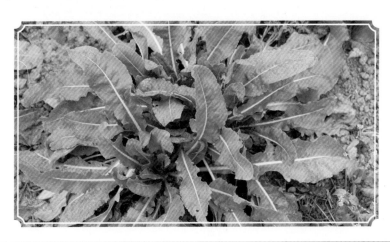

苓术汤

【方源】 《备急千金要方·卷二妇人方上·妊娠诸病第四》："苓术汤治妊娠体肿有水气，心腹急满方。"

【组成】 茯苓、白术各4两，黄芩、苦杏仁各3两，旋覆花2两。

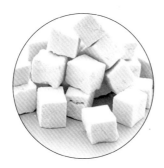
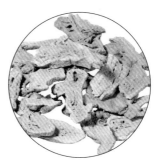
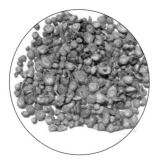
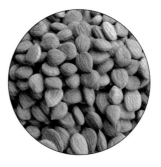
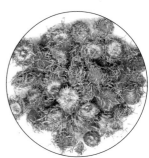

【用法】 上㕮咀。以水6升，煮取2升半，分3服。

【主治】 妊娠体肿有水气，心腹急满。

【方论精粹】

张璐《千金方衍义》："此方专主肺气不降而喘胀逆满，故用苦杏仁、旋覆专利膈上之痰气，茯苓、白术专利腹中之水气，黄芩一味专清胎息之热气也。"

神造汤

【方歌】

> 千金神造汤真妙，阿胶蟹爪生甘草。
> 东流水煮苇薪炊，死胎可下生可保。

【方源】 《备急千金要方·卷二妇人方上·子死腹中第六》："神造汤治动胎及产难，子死腹中，并妊娠二儿一死一生，服之令死者出，生胎安，神验方。"

【组成】 蟹爪1升，生甘草2两，阿胶3两(烊化)。

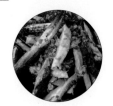 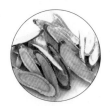 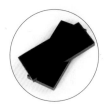

【用法】 上锉，取东流水1斗，先煮蟹爪、甘草得3升，去滓，下胶令烊，顿服之，不能分再服。

【功用】 破胞堕胎，除宿血而下死胎。

【主治】 胎死腹中不下。

【方论精粹】

1. 吴昆《医方考》："妇人脉阴阳俱盛，名曰双躯，若少阴微紧者，血即凝浊，经养不周，胎却偏夭，其一独死，其一独生，不去其死，害母失胎，宜此方主之。蟹爪能破胞而堕胎，以其禀锋利之质故耳，非妊娠所宜也。是方也，盖用蟹爪攻其死，阿胶安其生，甘草平其毒也。或问蟹爪之毒手，保其不伤彼生者乎？余曰：无死者则伤生，有死者则毒以类从，唯攻其死，不犯其生。此《大易》方以类聚，物以群分，水流湿，火就燥之义也。"

2. 武之望《济阴纲目》："阿胶固胎，蟹爪破血、甘草和中，并行不悖，奇哉。"

鹿肉汤（一）

【方源】 《备急千金要方·卷三妇人方中·虚损第十》："鹿肉汤治产后虚赢劳损。"

【组成】 鹿肉4斤，生地黄、甘草、川芎各3两，人参、当归、黄芪、芍药、麦冬、茯苓、生姜各2两，半夏1升，大枣20枚。

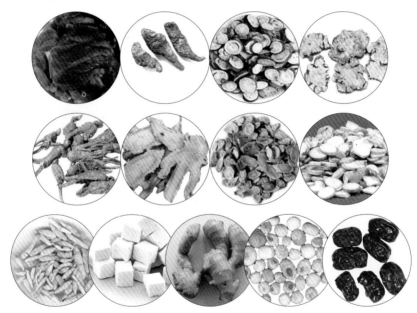

【用法】 上咬咀。以水2斗5升，煮肉取1斗3升，去肉纳药，煎取5升，去滓，分4服，日3夜1。

【功用】 补虚。

【主治】 产后虚赢劳损。

【方论精粹】

张璐《千金方衍义》："鹿肉汤即羊肉黄芪汤以鹿易羊，加人参、半夏健运中气，鹿肉填补督肾，洵为产后虚赢劳损之神丹，专于妇人科者急需着眼。"

当归芍药汤

【方源】 《备急千金要方·卷三妇人方中·虚损第十》："当归芍药汤治产后虚损，逆害饮食方。"

【组成】 当归1两半，芍药、人参、肉桂、生姜、甘草、生地黄各1两，大枣20枚。

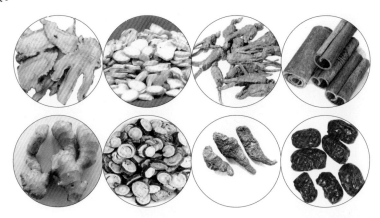

【用法】 以水7升，煮取3升，去滓，分3服，日3次。

【主治】 产后虚损，逆害饮食。

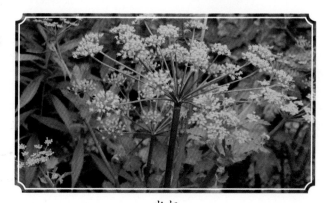

当归

【方论精粹】

张璐《千金方衍义》："此以内外建中汤除去胶饴，易入人参、地黄，平调血气，虽有虚羸寒热，无不可治，岂特逆害饮食而已哉。"

地黄羊脂煎

【方源】　《备急千金要方·卷三妇人方中·虚损第十》："地黄羊脂煎治妇人产后欲令肥白，饮食平调。"

【组成】　羊脂2斤，生姜汁5升，生地黄汁1斗，白蜜5升。

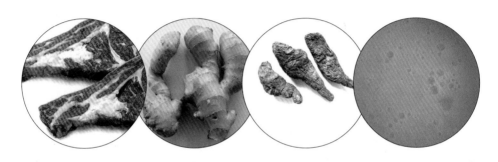

【用法】　先将生地黄汁煎至5升，接着放入羊脂合煎减去一半，加入姜汁再次煎减一次，与白蜜一道放入铜器中，煎成饴糖状即成。每次取鸡蛋大小一枚，投入热酒中服用，一日3次。

【功用】　温中补虚。

【主治】　产后诸病羸瘦。

【方论精粹】

　　张璐《千金方衍义》："地黄纯阴滋腻，能治伤中淋露；羊脂性温益津，能固肠胃虚脱；蜂蜜解毒和中，能除心腹邪气；以产母素禀燥热，故聚润剂以滋之。姜汁辛散，专行三味之腻也。"

三物黄芩汤

【方源】 《备急千金要方·卷三妇人方中·中风第十二》："治妇人在蓐得风,盖四肢苦烦热,皆自发露所为。若头不痛但烦热,与三物黄芩汤,头痛与小柴胡汤方。"

【组成】 黄芩、苦参各2两,生地黄4两。

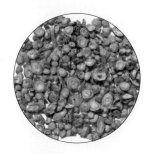 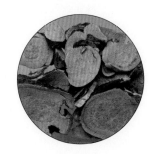 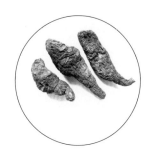

【用法】 用水8升,煮取3升,去滓,分2次温服。

【功用】 清热泻火,滋阴养血。

【主治】 产后血亏阴虚,风邪入里化热,四肢烦热,头不痛者。

【方义方解】 本方中黄芩用于清热泻火,苦参用于燥湿祛风,生地黄用于养血滋阴。三药配伍,祛风而不燥,滋阴而不腻,有清热泻火,养血滋阴之效。

【运用】

1. **辨证要点** 本方以产后发热、四肢烦躁为辨证要点。

2. **加减化裁** 如用于产后感染,可加当归、白芍、知母等;子宫颈炎,加牛膝、黄柏等;皮肤湿疹,加苍术、薏苡仁、地肤子、白鲜皮等,还可煎汤湿敷患处。

3. **现代运用** 用于治疗产后感染发热、湿疹等病症。

【方论精粹】

1. 尤在泾《金匮要略心典》："此产后血虚风入而成热之证。地黄生血，苦参、黄芩除热也；若头痛者，风未全变为热，故宜柴胡解之。"

2. 尾台榕堂《类聚方广义》："治骨蒸劳热久咳，男女诸血证，肢体烦热甚，口舌干燥，心气郁塞者；治每至夏月，手掌足心烦热难堪，夜间最甚，不能眠者；治诸失血后，身体烦热倦怠，手掌足下热更甚，唇舌干燥者。"

3. 徐忠可《金匮要略论注》："在草蓐，是未离产所也。白发露得风，是揭盖衣被，稍有不慎而暂感也。产后阴虚，四肢在亡血之后，阳气独盛，又得微风，则苦烦热。然表多则长入而头痛，当以上焦为重，故主小柴胡和解。若从下受之，而湿热结于下，则必生虫。头不痛，故以黄芩消热为君，苦参祛风杀虫为臣，而以地黄补其元阴为佐。曰多吐下虫，谓虫得苦参，必不安，其上出下出，故未可知也。"

黄 芩

药材档案

【别名】山茶根、黄芩茶、土金茶根。

【来源】本品为唇形科多年生草本植物黄芩的根。

【采收加工】春秋两季采挖，除去残茎、须根，撞去粗皮，晒干。

【性味归经】苦，寒。归肺、胃、胆、大肠、小肠经。

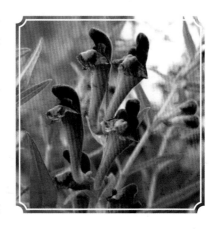

【功能主治】清热燥湿，泻火解毒，安胎，止血。用于湿温、暑湿，胸闷呕恶，湿热痞满，泻痢，黄疸，肺热咳嗽，高热烦渴，血热吐衄，痈肿疮毒，胎动不安。

【用量用法】内服：3～10克，煎服。清热多生用，安胎多炒用，止血多炒炭用，清上焦热多酒炒用。子芩偏泻大肠火，清下焦湿热；枯芩偏泻肺火，清上焦热。

【使用注意】苦寒伤胃，脾胃虚寒者不宜使用。

葛根汤

【方源】 《备急千金要方·卷三妇人方中·中风第十二》："葛根汤治产后中风，口噤痉痹，气息迫急，眩冒困顿，并产后诸疾方。"

【组成】 葛根、生姜各6两，独活4两，当归3两，甘草、肉桂、茯苓、石膏、人参、白术、川芎、防风各2两。

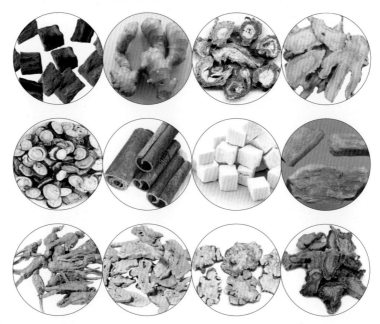

【用法】 上㕮咀。以水1斗2升，煮取3升，去滓，分3服，1日3次。

【功用】 益气健脾，平肝息风。

【主治】 产后中风，口噤痉痹，气息迫急，眩冒困顿。

【方论精粹】

张璐《千金方衍义》："产后中风，口噤痉痹，用芎、防、葛、独、膏、姜愈风之品，不得苓、桂、术、归、四君子等药无以逞其功用也。"

防风汤

【方源】 《备急千金要方·卷三妇人方中·中风第十二》："治产后中风，背急短气方。"

【组成】 防风、独活、葛根各5两，当归、芍药、人参、甘草、干姜各2两。

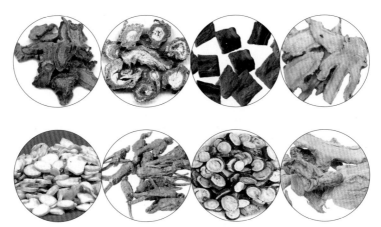

【用法】 水煎服。

【功用】 发表祛风，补气养血。

【主治】 素体气血不足、产后、病后，感冒风寒，发热恶寒，头痛项强，背急，无汗，神疲乏力，肢怠短气，面黄色悴，舌淡苔白，脉浮弱。

【方义方解】 本方中防风、独活辛温发表，解除外邪；用葛根配伍，以助升散，并解项背之强；当归、白芍养血和营，以滋汗源；甘草、人参益气补中，以助鼓动。妙在配防风、独活则可辛散以祛邪，用干姜温中，配参、草则可振奋阳气而发汗，可谓是中州振而四方定。

【运用】

1. **辨证要点** 本方以恶寒发热、头痛项强、面黄、无汗、神疲、短气、脉浮弱为辨证要点。

2. **加减化裁**　气虚较重，加黄芪、白术；血虚较重，加川芎、熟地黄；恶寒较重，加紫苏叶、荆芥。

3. **现代运用**　常用于治疗感冒。

【方论精粹】

张璐《千金方衍义》："背急，表实可验；短气，内虚可凭。故以人参辅正祛邪，一举而两得其平。非若虚阳上逆，竹叶汤之两难分解也。"

防风

药材档案

【别名】屏风、铜芸、百种、回云、百枝、回草、风肉。

【来源】本品为伞形科植物防风的干燥根。

【性味归经】辛、甘，微温。归膀胱、肝、脾经。

【功能主治】祛风解表，胜湿止痛，止痉。用于感冒头痛，风湿痹痛，风疹瘙痒，破伤风。

【用量用法】内服：5～10克，煎服。

【使用注意】血虚发痉及阴虚火旺者禁服。

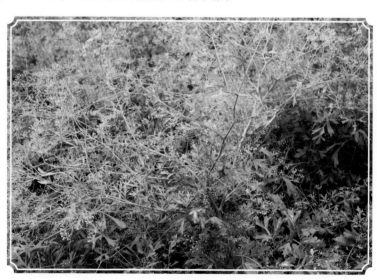

大豆汤

【方源】 《备急千金要方·卷三妇人方中·中风第十二》："大豆汤治产后卒中风，发病倒闷不知人，及妊娠挟风，兼治在蓐诸疾方。"

【组成】 大豆5升（炒令微焦），葛根、独活各8两，防己6两。

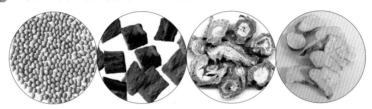

【用法】 上咬咀。以酒1斗2升，煮豆，取8升，去滓；纳药煮取4升，去滓；分6服，日4夜2。

【主治】 产后卒中风发病，倒闷不知人；妊娠挟风，在蓐诸疾。

【方论精粹】

张璐《千金方衍义》："独活祛风，防己逐湿，葛根解肌，不得大豆紫汤，何得司血气之开合。"

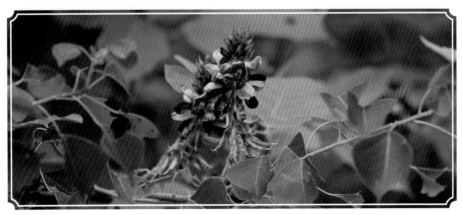

葛根

甘草汤(一)

【方源】　《备急千金要方·卷三妇人方中·中风第十二》："甘草汤治产后腹中伤绝，寒热恍惚，狂言见鬼，此病中风内绝，脏气虚所为方。"

【组成】　甘草、芍药各5两，通草3两（产宝用当归），羊肉3斤。

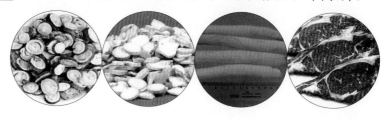

【用法】　上㕮咀。以水1斗6升，煮肉取1斗，去肉纳药，煮取6升，去滓，分5服，日3夜2。

【主治】　产后腹中伤绝，寒热恍惚，狂言见鬼，此病中风内绝，脏气虚所为。

【方论精粹】

张璐《千金方衍义》："此治产后腹中伤绝，寒热暴病，乃独取羊肉温补精血，芍药、甘草护持营气，则伤绝可复，寒热可除；用通草者，通达气化之阻绝也。"

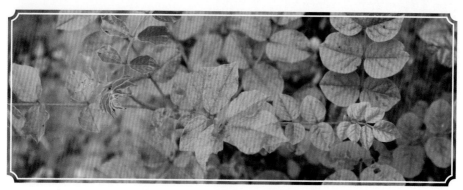

甘草

鹿肉汤（二）

【方源】 《备急千金要方·卷三妇人方中·中风第十二》："鹿肉汤治产后风虚，头痛壮热，言语邪僻。"

【组成】 鹿肉3斤，芍药、独活、秦艽、黄芩、黄芪各3两，半夏1升，生地黄2两，肉桂、川芎、甘草、阿胶各1两，生姜6两，茯苓（《千金翼方》作茯神）、人参各4两。

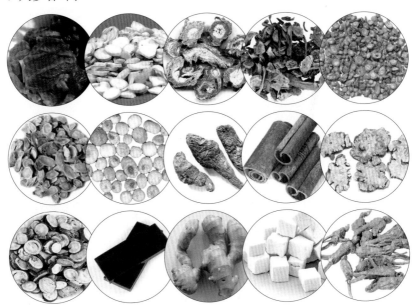

【用法】 上㕮咀。以水2斗，煮肉得1斗2升，去肉纳药，煎取3升，去滓，纳胶令烊，分4服，日3夜1。

【主治】 产后中风，风虚头痛，壮热，言语邪僻。

【方论精粹】

张璐《千金方衍义》："产后为虚风所袭，非峻培气血，助其祛风之力，弗克有济。恐草木无情，不能速为取效，故取血肉之味，稍兼独活、秦艽鼓舞参、芪之性，不能助力祛邪，兼杜虚风复入，真补中寓泻之良法也。"

独活紫汤

【方源】 《备急千金要方·卷三妇人方中·中风第十二》："独活紫汤治产后百日中风痉口噤不开，并治血气痛，劳伤，补肾方。"

【组成】 独活1斤，大豆5升，酒1斗3升。

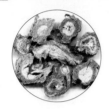 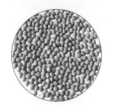 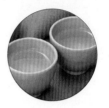

【用法】 先以酒渍独活二宿，若急需，微火煮之，令减3升，去滓，别熬大豆极焦，使烟出，以独活酒沃之，去豆服1升，日3夜2。

【功用】 祛风，补肾。

【主治】 产后百日，中风痉，口噤不开，血气痛，劳伤。

【方论精粹】

张璐《千金方衍义》："独活专祛风毒，加于大豆紫汤中，制其苦燥之性，深得刚柔兼济之妙用。终嫌燥血，须百日外用之。若新产暴虚，恐非所宜。"

独 活

药 材 档 案

【别名】大活、独滑、山独活、长生草、川独活、巴东独活、胡王使者。

【来源】本品为伞形科多年生草本植物重齿毛当归的根。

【性味归经】辛、苦，微温。归肾、膀胱经。

【功能主治】祛风湿，止痹痛，解表邪。用于风寒湿痹，腰膝疼痛，少阴伏风头痛，风寒挟湿头痛。

【用量用法】内服：3～10克，煎服。

【使用注意】本品辛温燥散，凡非风寒湿邪而属气血不足之痹症当忌用。

羊肉地黄汤

【方歌】

> 当归生姜羊肉汤，产后腹痛蓐劳匡。
> 亦有加入参芪者，千金四物甘桂姜。

【方源】　《备急千金要方·卷三妇人方中·心腹痛第十三》："羊肉生地黄汤治产后三日腹痛，补中益脏，强气力消血方。"

【组成】　羊肉3斤，生地黄（切）2升，肉桂、当归、甘草、川芎、人参各2两，芍药3两。

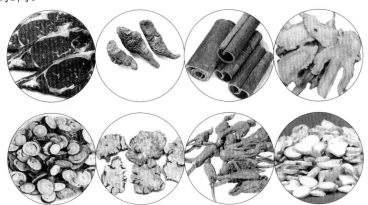

【用法】　用水2斗，先煮羊肉，取1斗，去肉，纳余药，煮取3升，去滓，分3服。

【主治】　产后腹痛。

【方论精粹】

张璐《千金方衍义》："羊肉生地黄汤以治新产腹痛，乃兼取当归生姜羊肉汤、内补当归建中汤二方，除去姜、枣、胶饴，加入人参、芎、地平调血气，肉桂行芍、地之寒滞，人参助羊肉之滋益也。"

内补当归建中汤

【方歌】

> 内补当归建中汤，桂芍草枣配归姜。
> 肝木失濡腹挛痛，柔肝缓急病能康。

【方源】 《备急千金要方·卷三妇人方中·心腹痛第十三》："内补当归建中汤治产后虚羸不足，腹中刺痛不止，吸吸少气，或小腹拘急，痛引腰背，不能饮食，产后一月，日得服四五剂为善，令人力壮方。"

【组成】 当归4两，芍药、生姜各6两，甘草2两，肉桂3两，大枣10枚。

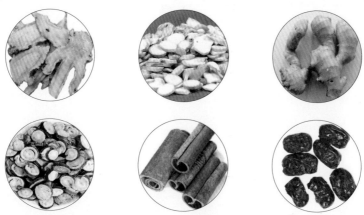

【用法】 以水1斗，煮取3升，去滓，分二次温服，一日令尽。

【功用】 养血补虚，和营止痛。

【主治】 妇人产后体虚羸瘦，腹中绞痛，食欲不振，面色萎黄，唇口干燥，乳汁缺乏。

【方义方解】 用当归、芍药养血滋阴，令营血不亏则经脉得濡，经脉得濡则肝木柔和。当归又能活血，如果血滞而早刺痛，本品亦可兼顾。用甘味的甘草、大枣协助归芍缓解经脉挛急，体现了肝苦急，急食苦以缓之的治则。

加入饴糖，甘缓止痛效力更强；如果仍然出血不止，宜加地黄、阿胶滋补。

【运用】

1．**辨证要点** 本方以腹中刺痛，少腹拘急，不能饮食，舌质淡，苔薄白，脉虚缓为辨证要点。

2．**现代运用** 临床上常用于治疗产后腹痛。

3．**加减化裁** 若大虚，纳饴糖6两；若失血过多，加地黄6两，阿胶2两。

【方论精粹】

张璐《张氏医通》："此即黄芪建中之变法。彼用黄芪以助卫外之阳，此用当归以调内营之血。然助外则用桂枝，调中则宜肉桂，两不移易之定法也。"

当 归

药材档案

【别名】云归、秦归、西当归、岷当归。

【来源】本品为伞形科多年生草本植物当归的干燥根。

【性味归经】甘、辛，温。归肝、心、脾经。

【功能主治】补血活血，调经止痛，润肠通便。用于血虚萎黄，眩晕心悸，月经不调，经闭痛经，虚寒腹痛，风湿痹痛，跌仆损伤，痈疽疮疡，肠燥便秘。酒当归活血通经，用于经闭痛经，风湿痹痛，跌仆损伤。

【用量用法】内服：6～12克，煎服；浸酒，熬膏或入丸、散。外用：适量，多入膏药中。

【使用注意】本品味甘，滑肠，湿盛中满，大便溏泻者不宜。

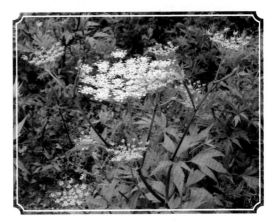

桂心酒

【方源】 《备急千金要方·卷三妇人方中·心腹痛第十三》："桂心酒治产后腹痛，及卒心腹痛。"

【组成】 桂心3两。

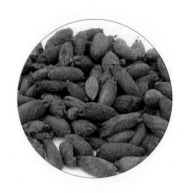

【用法】 以酒3升，煮取2升，去滓，分三服，日三。

【主治】 产后腹痛。老人冷气心痛，缴结气闷。

【方论精粹】

张璐《千金方衍义》："桂心散寒结，用酒煮以行其势。"

败酱汤

【方源】 《备急千金要方·卷三妇人方中·心腹痛第十三》："败酱汤治产后疹痛引腰，腹中如锥刀所刺。"

【组成】 败酱草3两，肉桂、川芎各1两半，当归1两。

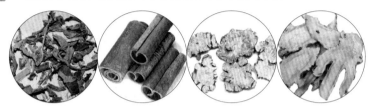

【用法】 上咬咀，以清酒2升，水4升，微火煮取2升，去滓，食前适寒温服7合，1日3次。

【主治】 产后疹痛引腰，腹中如锥刀所刺。

【方论精粹】

张璐《千金方衍义》："产后疹块引痛如锥，须防瘀结成痈，故借《金匮》薏苡败酱附子散之法，于中除去附子之焕发，进以芎、归之柔和，可无痈成之患矣。"

肉 桂

药材档案

【别名】玉桂、牡桂、菌桂、筒桂、大桂、辣桂。

【来源】本品为樟科植物肉桂的干燥树皮。

【性味归经】辛、甘，大热。归肾、脾、心、肝经。

【功能主治】补火助阳，引火归原，散寒止痛，温通经脉。用于阳痿宫冷，腰膝冷痛，肾虚作喘，虚阳上浮，眩晕目赤，心腹冷痛，虚寒吐泻，寒疝腹痛，痛经经闭。

【用量用法】内服：1~5克，煎服，宜后下或焗服；研末冲服，每次1~2克。

【使用注意】有出血倾向者及孕妇慎用，不宜与赤石脂同用。

大补中当归汤

【方源】　《备急千金要方·卷三妇人方中·心腹痛第十三》："大补中当归汤治产后虚损不足，腹中拘急或溺血，少腹苦痛，或从高堕下犯内，及金疮血多内伤，男子亦宜服之。"

【组成】　当归、续断、肉桂、川芎、干姜、麦冬各3两，芍药4两，吴茱萸1升，生地黄6两，甘草、白芷各2两，大枣40枚。

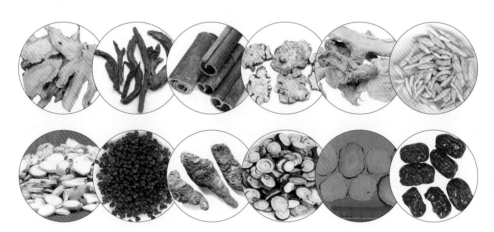

【用法】　以酒1斗，渍药1宿，明旦以水1斗合煮，取5升，去滓，分5服，日3夜2。如加黄芪2两，益佳。

【主治】　产后虚损不足，腹中拘急；或溺血，少腹苦痛；或从高堕下犯内，及金疮血多内伤。

【方论精粹】

　　张璐《千金方衍义》："本方合内补当归建中汤和内补川芎汤两方诸味，更加吴茱萸以佐干姜，麦冬以佐地黄，续断以佐川芎，白芷以佐桂、芍也。用酒渍者，专行和血止痛也。"

甘草汤(二)

【方源】 《备急千金要方·卷三妇人方中·恶露第十四》："甘草汤治产乳余血不尽,逆抢心胸,手足逆冷,唇干腹胀短气方。"

【组成】 甘草、芍药、肉桂、阿胶各3两,大黄4两。

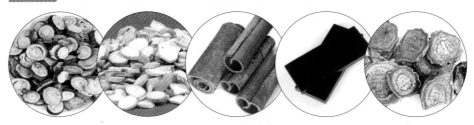

【用法】 上咬咀。以东流水1斗,煮取3升,去滓,纳阿胶令烊,分3服。1服入腹中,面即有颜色,日1夜,尽此3升,即下腹中恶血1~2升,立愈。当养之如新产者。

【主治】 产乳余血不尽,逆抢心胸,手足逆冷,唇干,腹胀短气。

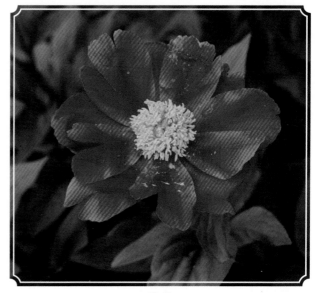

芍药

【方论精粹】

张璐《千金方衍义》："四味温中药中,特进大黄1味,以破逆上之血。大黄虽苦寒,得肉桂之辛散,功用自不寻常,1服入腹,面即有色,岂非宿有验乎?"

龙骨散

【方源】 《备急千金要方·卷三妇人方中·下痢第十五》："龙骨散治产后痢方。"

【组成】 龙骨、黄柏根皮(蜜炙令焦)、代赭石、赤石脂、艾叶各1两半，黄连2两。

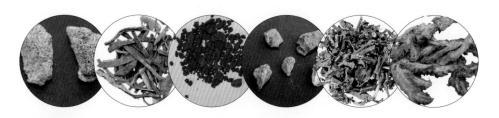

【用法】 上药治下筛。每服方寸匕，饮送下，日3次。

【功用】 温肾壮阳，补气养血，固肾涩精。

【主治】 产后痢。

【方义方解】 方中取黄连、黄柏苦寒而治崩迫后重，以其专散湿热，柏根名曰檀桓，能治腹中百病。代赭石、龙骨、艾叶性味皆涩，专主虚寒脱泄。用散不用汤者，欲其止涩，故无取于荡涤也。

【方论精粹】

叶大廉《叶氏录验方》："龙骨散，于郎中方。夫小儿盗汗者，为睡卧而自汗出也。小儿阴阳之气软弱，腠理易开，若将养过温，困于睡卧，阴阳气交，津液发泄而自出汗。治小儿夜常有盗汗黄瘦。白龙骨半两，牡蛎粉半两，黄芪去芦头，人参半两，麻黄根半两，熟生地黄半两，甘草，炙赤，半两，麦冬去心，一两。上件粗为散。每服二钱，水一盏，煎至五分，去滓，不拘时候，温服。"

赤散

【方源】 《备急千金要方·卷三妇人方中·下痢第十五》："赤散治产后下痢方。"

【组成】 赤石脂、代赭石各3两，肉桂1两。

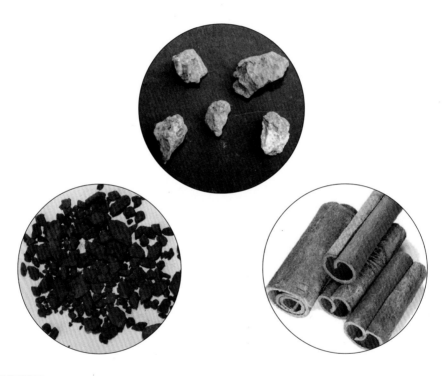

【用法】 上药治下筛。每服方寸匕，酒下，日3次。

【主治】 产后下痢。

【方论精粹】

张璐《千金方衍义》："石脂疗腹痛、下痢赤白，代赭石治腹中毒邪、女子赤沃漏下，皆《本经》主治，以其味涩司收，故用肉桂之辛而散其滞也。"

胶蜡汤

【方源】 《备急千金要方·卷三妇人方中·下痢第十五》："胶蜡汤治产后三日内下诸杂五色痢方。"

【组成】 阿胶、黄柏各1两，蜡（如博棋）3枚，当归1两半，黄连2两，陈廪米1升。

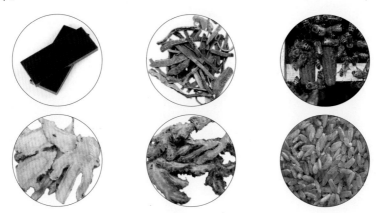

【用法】 上㕮咀。以水8升，煮米蟹目沸（指初沸的水），去米纳药，煮取2升，去滓纳胶、蜡令烊，分4服。1日令尽。

【主治】 产后下痢。

【方论精粹】

张璐《千金方衍义》："峻投连、柏以坚肠胃之崩迫，归、胶以滋营气之虚躁，蜂蜡以安脓血之绝伤，陈米以资胃气之敷化。此驻车丸之支派，于中除去干姜而加黄柏、米、蜡也。按驻车丸亦《千金》所立专调肾脾肺三车之气，以鹿车之力过疾，则以黄连驻之；牛车之力过缓，则以干姜御之；羊车之力过劳，则以阿胶滋之。而驾驭三车者，血与气耳，用当归者，藉以统摄伤残之余，不使更失常度而瀹胥不止也。夫产后虚能受热，正宜温理中气，何反除去辛温而进苦寒？是必西北风气刚劲，资禀偏阳，难胜辛热，所以去彼取此。设当东南水土卑弱，躯体柔脆，又当悠赖干姜而远黄柏矣，孰谓异法方宜之可忽乎！"

桂蜜汤

【方源】 《备急千金要方·卷三妇人方中·下痢第十五》："桂蜜汤治产后余寒下痢，便脓血赤白，日数十行，腹痛，时时下血。"

【组成】 肉桂、干姜、甘草、当归各2两，附子1两，赤石脂10两，蜜1升。

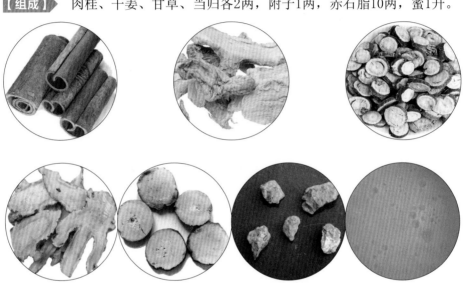

【用法】 以水6升，煮取3升，纳蜜煎一二沸，分3服，1日3次。

【功用】 温中健脾，涩肠止痛。

【主治】 产后余寒下痢，便脓血赤白，日数十行，腹痛时时下血。

【方论精粹】

张璐《千金方衍义》："夫蜜润肠，下痢所禁，反取用之，以产后泄脱无度，非四逆、桃花无以疗之，虽证属虚滑，而痢久津液逮匮，急需滋干导滞以协济之。考之本草，蜜性虽滑，熟则温中，姜虽辛热，炮则苦平，可知蜜有和解辛热之功，姜具散火安中之力，而桃花汤中粳米煎，胶蜡汤中已借用之。此方既有肉桂、当归、甘草、熟蜜温中和血，可无籍于粳米也。"

蓝青丸（一）

【方源】　《备急千金要方·卷三妇人方中·下痢第十五》："蓝青丸治产后下痢方。"

【组成】　蓝青（熬）、附子、鬼臼、蜀椒各1两半，厚朴、阿胶、甘草各2两，艾叶、龙骨、黄连、当归各3两，黄柏、茯苓、人参各1两。

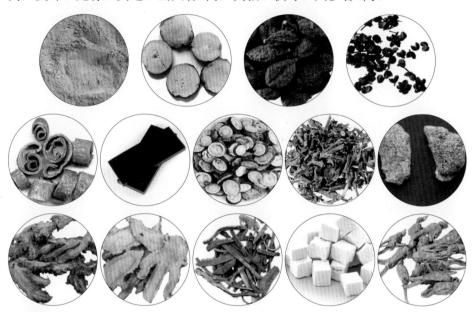

【用法】　上为末，炼蜜为丸，如梧桐子大。每服20丸，空腹以饮送下。

【功用】　破逐瘀积。

【主治】　产后下痢。

【方论精粹】

　　张璐《千金方衍义》："产后滞下而至寒热交错，毒邪胶固于内，连、柏不足以挫其威，参、附不足以固其脱，法无可愈之机，乃取法外之法以治变中之变。蓝青、鬼臼，《本经》虽有解毒杀虫之治，《本草》小青条下且主血痢腹痛，但世罕知；其他蜀椒、龙骨为痢久虚滑而设；胶、艾、当归为肝虚血脱而设；甘，茯、厚朴为脾虚气滞而设，则又不离于常度也。"

白玉汤

【方源】 《备急千金要方·卷三妇人方中·杂治第十七》："白玉汤治妇人阴阳过度，玉门疼痛，小便不通。"

【组成】 白玉1两半，白术、当归各5两，泽泻、肉苁蓉各2两。

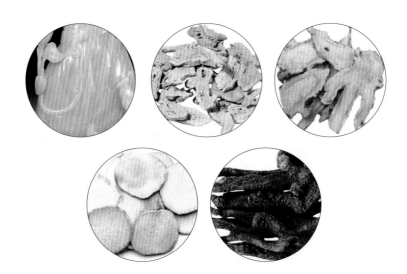

【用法】 上㕮咀。先以水1斗，煎玉50沸，去玉纳药，煎取2升，分2次服，相去一炊顷。

【主治】 妇人阴阳过度，玉门疼痛，小便不通。

【方论精粹】

张璐《千金方衍义》："玉能灭瘢，亦能止痛，但取以通气化；兼用白术以温肉理，当归以和血脉，肉苁蓉以滋精髓，泽泻佐白玉以通气化，皆交接过伤之专法。"

大虻虫丸

【方源】 《备急千金要方·卷四妇人方下·月水不通第十九》："大虻虫丸治月经不通五七年，或肿满气逆，腹胀瘕痛，宜服此，数有神验。"

【组成】 虻虫400枚，蛴螬1升，生地黄、牡丹皮、干漆、芍药、牛膝、土瓜根、肉桂各4两，吴茱萸、桃仁、黄芩、牡蒙各3两，茯苓、海藻各5两，水蛭300枚，芒硝1两，人参1两半，葶苈子5合。

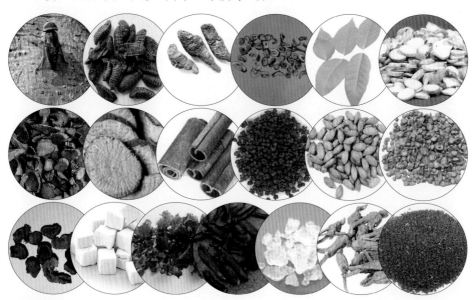

【用法】 上十九味，为末，蜜和丸，如梧桐子大。每日空腹时用酒下7丸，不知加之，1日3服。

【主治】 月经不通六七年，或肿满气逆，腹胀瘕痛。

【方论精粹】

张璐《千金方衍义》："症结岁久，月闭不通，非师《金匮》之法，无以措指。方中虻虫、水蛭、蛴螬、干漆、桃仁、芍药、地黄、黄芩等味，大黄䗪虫丸中药也；其外牡蒙、土瓜根、牛膝、牡丹专破瘀积之症；葶苈子、海藻、芒硝专破血化之水；参、苓、肉桂专扶正气，而行药力也。"

小牛角腮散

【方源】 《备急千金要方·卷四妇人方下·赤白带下崩中漏下第二十》："带下五贲，外实内虚，一曰热病下血；二曰寒热下血；三曰经脉未断为房事，则漏血；四曰经来举重，伤任脉下血；五曰产后脏开经利。"

【组成】 牛角腮(烧令赤)1枚，鹿茸、禹余粮、当归、干姜、续断各2两，阿胶3两，海螵蛸、龙骨、赤小豆1两（《千金翼方》无鹿茸、海螵蛸）。

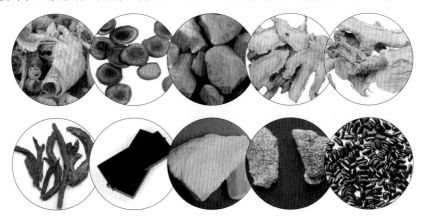

【用法】 上十味，研末。每服方寸匕，空腹时用温酒调下，日服三次。

【功用】 止血。

【主治】 妇人带下，崩漏下血。

【方论精粹】

张璐《千金方衍义》："此方专主五贲下血。方用角腮以治带下血崩，鹿茸以治漏下恶血，一止一散，先为五贲之专药；禹余粮以治带下赤白，血痹癥瘕，能行能止，匡佐上二味之功益力；更以龙骨佐牛腮，乌贼辅鹿茸，皆寓止散之机；阿胶专主内崩，干姜专温中气，小豆专清小肠，当归、续断专主冲、带二脉之病，为崩带之紧关矣。"

鹿茸散

【方源】　《备急千金要方·卷四妇人方下·赤白带下崩中漏下第二十》："鹿茸散治妇人漏下不止。"

【组成】　鹿茸、阿胶各3两，海螵蛸、当归各2两，蒲黄1两。

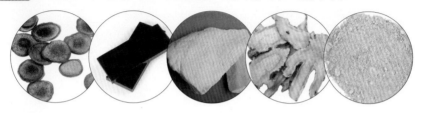

【用法】　上药治下筛。每服方寸匕，空腹酒调下，日3夜再服。

【主治】　妇人漏下不止。

【方论精粹】

张璐《千金方衍义》："本虚标热，而见漏下不止，故用鹿茸、归、胶温补冲督，其力最专。但漏下不止，必有干血内着，又须乌贼、蒲黄予以出路也。"

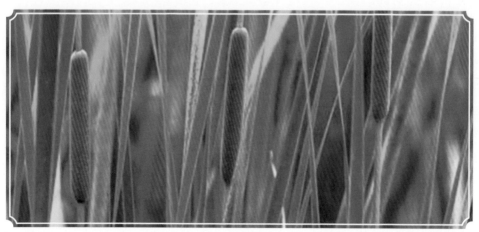

蒲黄

丹参酒

【方源】 《备急千金要方·卷四妇人方下·赤白带下崩中漏下第二十》："丹参酒治崩中去血，及产后余疾。"

【组成】 丹参、艾叶、地黄、忍冬藤、地榆各5斤。

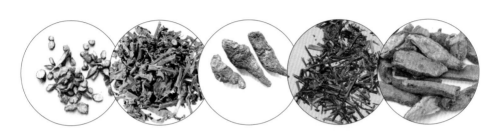

【用法】 上锉，先洗，臼熟舂，以水渍3宿，出滓，煮取汁，以黍米1斛炊饭酿酒，酒熟，醡之。初服4合，后稍稍添之。

【主治】 崩中去血，及产后余疾。

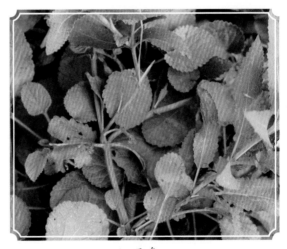

丹参

【方论精粹】

张璐《千金方衍义》："崩中去血，产后余疾，总宜调和血气，丹参、艾叶、地黄、地榆皆活血之品，独忍冬一味，人但知其解毒祛脓，不知其能利风虚，有泻中寓补之妙用，用以酿酒颇尽营行经脉之旨。"

桃仁散

【方歌】

> 桃仁散中用䗪虫，肉桂茯苓薏苡仁。
> 大黄牛膝代赭石，活血通经止痛灵。

【方源】　《千金要方·卷四妇人方下·月经不调第二十一》："治月经来绕脐痛，上冲心胸，往来寒热，如疟症状方。"

【组成】　桃仁50枚，䗪虫20枚，肉桂、茯苓各1两，牛膝、代赭石、薏苡仁各2两，大黄8两。

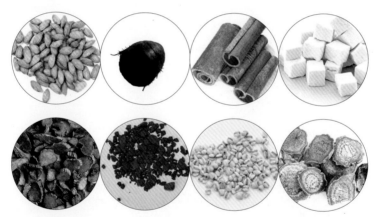

【用法】　上药共研细末。每服1钱匕，日服3次，用温酒调下。也可改用饮片作汤剂水煎服，各药用量按常规剂量酌减。

【功用】　活血化瘀，通经止痛。

【主治】　妇女经期绕脐痛，上冲心胸，往来寒热等。

【方义方解】　方用桃仁、䗪虫、大黄破血祛瘀导滞，配以肉桂温阳散寒，茯苓、薏苡仁利湿健脾，牛膝、代赭石导药下行，降逆通经。诸药协同，共奏活血化瘀，通经止痛之功。

【运用】

1. **辨证要点** 要用于治疗瘀血阻滞而致妇女痛经。临床应用以经来腹痛、量少有块或癥瘕结块、脉细涩、舌暗，为其辨证要点。

2. **加减化裁** 若见寒证明显，去大黄，加重肉桂剂量；虚证明显，去虫，加黄芪、当归；气滞，加香附、郁金、柴胡；疼痛剧烈，加没药、乳香、失笑散、全蝎、蜈蚣；肿块明显，加穿山甲、刘寄奴、象贝、鸡内金。

3. **现代运用** 可用于痛经、闭经、子宫肌瘤、不孕症、产后腹痛、产后恶露不下、产后小便不通、卵巢囊肿、盆腔炎、跌打损伤、慢性肾炎、肝脾肿大、前列腺肥大等病症。

4. **注意事项** 凡体虚者慎用，孕妇忌用。

【方论精粹】

张璐《千金方衍义》："兼并桃核承气、抵当汤、丸，加当归以和血止痛，攻血之峻剂也。"

茯 苓

药材档案

【别名】茯菟、茯灵、茯蕶、云苓、茯兔、伏菟、松腴。

【来源】为多孔菌科真菌茯苓的菌核，多寄生长于松科植物赤松或马尾松等的树根上。

【性味归经】甘、淡，平。归心、肺、脾、肾经。

【功能主治】利水渗湿，健脾，安神。用于水肿尿少，痰饮眩悸，脾虚食少，便溏泄泻，心神不安，惊悸失眠。

【用量用法】内服：10～15克，煎服。

【使用注意】虚寒精滑、气虚下陷者宜慎用。入药宜切制成薄片，以利药力溶出。

少小婴孺方

白羊鲜汤

【方源】 《备急千金要方·卷五少小婴孺方上·惊痫第三》："白羊鲜汤治小儿风痫，胸中有痰方。"

【组成】 白鲜皮3铢，蝉蜕2枚，大黄4铢，甘草2铢，钩藤2铢，细辛2铢，牛黄如大豆4枚，蛇蜕1寸。

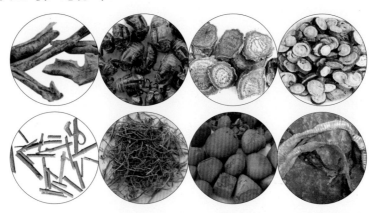

【用法】 以水2升半，煮取1升2合，分5服，日3次。若服已尽而痫不断者，可更加大黄、钩藤各1铢，以水渍药半日，然后煮之。

【功用】 镇惊定痫，除痰清热。

【主治】 小儿风痫，胸中有痰。

【方义方解】 白鲜皮能搜风湿痰气，清热定痫为主。蝉蜕、蛇蜕、牛黄皆主惊痫癫病，但蝉蜕、蛇蜕长于息风止痉，牛黄则清心豁痰透窍，镇心安神，为臣药。大黄泻热除积，推陈致新；细辛外散风邪，疏利九窍，达肝气；钩藤凉肝定惊痫，且能引诸药达于足厥阴之经，为佐药。甘草调和药性，缓肝急，解药毒为使。全方协同，功能镇惊定痫，除痰清热。

【运用】

1. **辨证要点** 辨证以小儿风痫抽搐，目反牙紧，口吐白沫，苔黄腻，脉弦滑为要点。

2. **现代运用** 本方虽主治风痫，但用药却不独治外证，其中蚱蝉、蛇蜕、牛黄皆主惊痫。因此，全方能清热除胸中之痰，且能散内外之风，止痉定痫。现代临床用于肌阵挛性癫痫等。

【 **方论精粹** 】

张璐《千金方衍义》："白羊鲜即白鲜，《本经》虽主头风、黄疸、湿痹、死肌，乃兼搜风湿痰气之药，不独治外证也；蚱蝉、蛇退、牛黄，《本经》皆主惊痫癫病；细辛疏利九窍，大黄推陈致新，甘草解毒除邪，以风痫为足厥阴之病，故用钩藤为向导也。"

白鲜皮

药材档案

【别名】藓皮、臭根皮、北鲜皮、白膻皮。

【来源】本品为芸香科多年生草本植物白鲜的干燥根皮。

【性味归经】苦，寒。归脾、胃、膀胱经。

【功能主治】清热燥湿，祛风解毒。用于湿热疮毒，黄水淋漓，湿疹，风疹，疥癣疮癞，风湿热痹，关节肿痛，黄疸尿赤。

【用量用法】内服：5～10克，煎服。外用：适量，煎汤洗或研粉敷。

【使用注意】虚寒患者慎用。

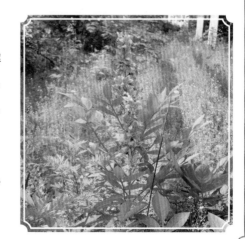

丹参赤膏

【方源】　《备急千金要方·卷五上少小婴孺方上·惊痫第三》："丹参赤膏治少小心腹热除热。"

【组成】　丹参、雷丸、芒硝、戎盐、大黄各2两。

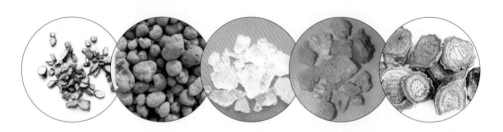

【用法】　上咬咀，以苦酒半升，浸4药1宿，以成炼猪肪1斤，煎三上三下，去滓，乃纳芒硝，膏成。

【功用】　除热。

【主治】　少小心腹热。

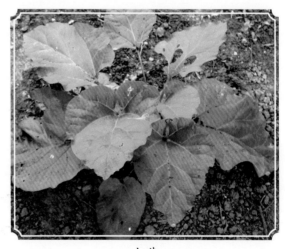

大黄

【方论精粹】

张璐《千金方衍义》："小儿心腹常热，皆母腹中瘀垢未清，血气不和所致。故用丹参、雷丸、硝、黄、戎盐散血逐热之药制为赤膏，常摩心下，使瘀散血和，其热自除。渍用苦酒，专取酸收以固腠理，煎用猪肪，专取脂泽以润肌肤也。"

龙胆汤

【方源】 《备急千金要方·卷五上少小婴孺方上·惊痫第三》："龙胆汤治婴儿出腹，血脉盛实，寒热温壮，四肢惊掣，发热大吐者。若已能进哺，中食实不消，壮热及变蒸不解，中客人鬼气，并诸惊痫，方悉主之。十岁以下小儿皆服之，小儿龙胆汤第一。此是新出腹婴儿方，若日月长大者，以次根据此为例，若必知客忤及有魃气者，可加人参、当归，各如龙胆多少也，一百日儿加三铢，二百日儿加六铢，一岁儿加半两，余药皆准耳。"

【组成】 龙胆、钩藤、柴胡、黄芩、桔梗、芍药、茯苓（一方作茯神）、甘草各6铢，蜣螂2枚，大黄1两。

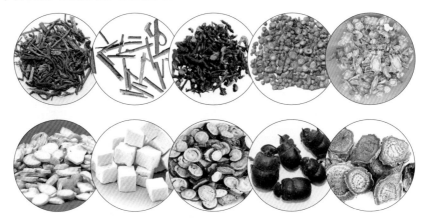

【用法】 上十味㕮咀，以水一升，煮取五合为剂也，服之如后节度。药有虚实，虚药宜足数合水也。儿生一日至七日，分一合为三服；儿生八日至十五日，分一合半为三服；生十六日至二十日，分二合为三服；儿生二十日至三十日，分三合为三服；儿生三十日至四十日，尽以五合为三服。皆得下即止，勿再服也。

【功用】 清热舒利。

【主治】 治婴儿出生后，血脉盛实，四肢惊搐，发热呕吐；亦治惊痫。

【方论精粹】

张璐《千金方衍义》："龙胆苦寒，专祛肝旺实热；钩藤、柴胡、黄芩、芍药皆清理二家之匡佐；蜣螂一味，方中罕用，考之《本经》，为小儿惊痫、瘛疭之专药，为药中健卒，得大黄为内应，何惮惮丸不克耶；茯苓、甘草用以留中安辑邦畿，尤不可缺。"

龙 胆

药材档案

【别名】陵游、胆草、草龙胆、龙胆草、地胆草、苦龙胆草。

【来源】本品为龙胆科植物条叶龙胆、龙胆、三花龙胆或滇龙胆的干燥根和根茎。

【性味归经】苦，寒。归肝、胆经。

【功能主治】清热燥湿，泻肝胆火。用于湿热黄疸，小便淋痛，阴肿阴痒，湿热带下，湿疹瘙痒，肝火目赤，头胀头痛，耳鸣耳聋，胁痛口苦，强中，惊风抽搐。

【用量用法】内服：3～6克，煎服；或入丸、散。外用：研末捣敷。

【使用注意】脾胃虚弱作泄及无湿热实火者忌服。

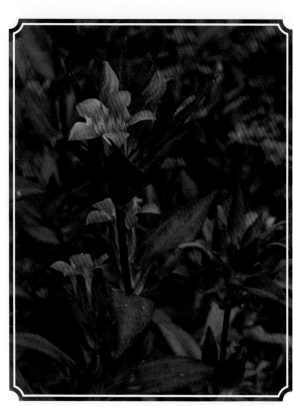

龙角丸

【方源】 《备急千金要方·卷五上少小婴孺方上·客忤第四》："龙角丸治小儿五惊夜啼（崔氏名五惊丸）。"

【组成】 龙角3铢，牡蛎（一作牡丹）9铢，黄芩半两，蚱蝉2枚，牛黄（如小豆）5枚，大黄9铢。

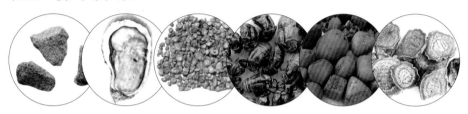

【用法】 上六味末，蜜丸如麻子，蓐里儿服2丸，随儿大小增减。

【功用】 潜阳息风，清心泄热。

【主治】 小儿五惊夜啼。

【方义方解】 小儿惊风，有属于实热者，有属于虚寒者。实热者脉证俱实，治宜清泄；虚寒者脉证俱虚，治宜温补。本方治实热之惊风，方用龙角甘平而无毒，《别录》："主惊痫瘛疭，身热如火。"《药性论》："主小儿大热。"本品为古代大型哺乳动物的角骨化石，性能功效及化学成分基本上与龙骨相近，由于药源关系，可改用龙骨、龙齿。配伍牡蛎潜阳息风、镇惊安神，牛黄清心开窍，黄芩清肝泻火，再加蚱蝉（俗名知了）咸甘而寒，入手太阴、足厥阴经，清热、息风、镇惊，善治小儿惊风。然惊风瘛疭等证，无不出自实热，故复用大黄泻下，以直折其势，使从下而夺。药简而配伍精当，颇具巧思。至于蚱蝉一味，药店常不备，临床可改用蝉蜕。

【方论精粹】

张璐《千金方衍义》："龙角丸取东方木气以透肝风，牡蛎以敛肾气，大黄以涤惊痰，黄芩以解风热，牛黄以定胎惊，蚱蝉专止夜啼，为胎热惊啼峻药。"

李根汤

【方源】 《备急千金要方·卷五上少小婴孺方上·伤寒第五》："李根汤治小儿暴有热，得之二三日者方。"

【组成】 李根、肉桂、芒硝各18铢，麦冬、甘草各1两。

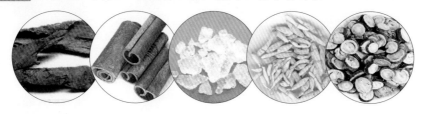

【用法】 上5味哎咀，以水3升，煮取1升，分5服。

【主治】 小儿暴有热，得之二三日。

【方论精粹】

张璐《千金方衍义》："李根咸寒降火，芒硝苦寒荡热，麦冬、甘草甘平滋津，肉桂辛温破结，热因热用，从治之法也。"

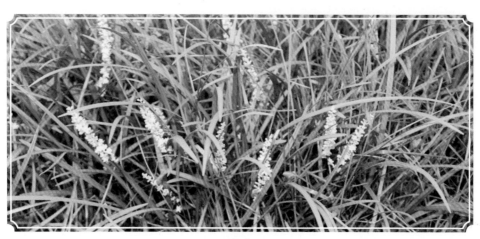

麦冬

八味生姜煎

【方源】 《备急千金要方·卷五下少小婴孺方下·咳嗽第六》："八味生姜煎治少小嗽。"

【组成】 生姜7两，干姜4两，肉桂2两，甘草3两，苦杏仁1升，款冬花3两，紫菀3两，蜜1升。

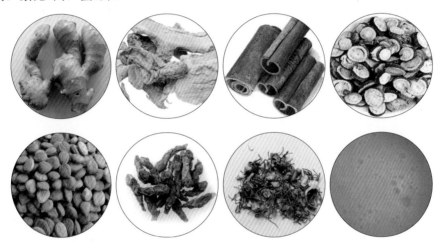

【用法】 上合诸药为末，微火上，煎取如饴。量其大小多少与儿含咽之，百日小儿如枣核许，日四五服，甚有验。

【主治】 小儿咳嗽。

【方论精粹】

1. 张璐《千金方衍义》："此治肺气咳嗽气逆。用蜂蜜者，借以制姜、桂之燥也。"

2. 《历代名医良方注释》："小儿咳嗽，在临床用药上比较困难，多因味苦而拒服。本方用蜜为赋形剂和调味剂，加工成软糖的形式，苦味可大大地减少，儿童比较容易接受。处方中紫菀、款冬并用，佐以苦杏仁、姜、桂，疗效是肯定的。"

麻黄汤（一）

【方源】　《备急千金要方·卷五下少小婴孺方下·咳嗽第六》："治少小卒肩息上气不得安，此恶风入肺方。"

【组成】　麻黄4两，甘草1两，肉桂5寸，五味子半斤，半夏、生姜各2两。

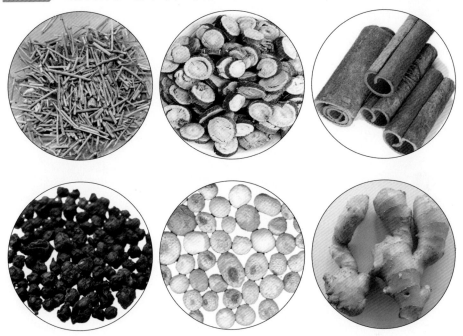

【用法】　上六味咬咀，以水五升，煮取2升，百日儿服一合，大小节度服之，便愈。

【主治】　咳逆上气，喘促不能安卧。

【方论精粹】

张璐《千金方衍义》："寒伤营也，以本方无治肩息药，故借小青龙去白芍、细辛，易生姜，以辟除恶风疾气，皆长沙方中变法，岂特婴儿主治哉。"

芒硝紫丸

【方源】 《备急千金要方·卷五下少小婴孺方下·癖结胀满第七》："芒硝紫丸治小儿宿食癖气痰饮，往来寒热不欲食，消瘦。"

【组成】 芒硝、大黄各4两，半夏、甘遂各2两，代赭石1两，巴豆200枚，苦杏仁120枚。

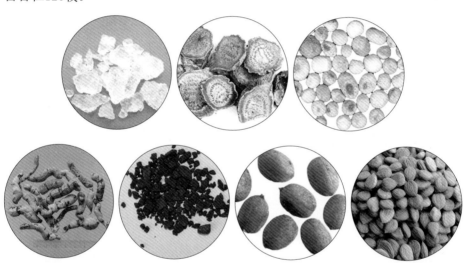

【用法】 上为末，别捣巴豆、苦杏仁治如膏，旋纳药末，捣三千杵，令相和合，强者纳少蜜为丸，如胡豆大。百日儿服如胡豆一丸，过百日至一岁服二丸，随儿大小以意节度，当候儿大便中药出为愈，若不出，更服如初。

【主治】 小儿宿食、癖气、痰饮，往来寒热，不欲食，消瘦。

【方论精粹】

张璐《千金方衍义》："牛黄丸为膏粱者设，芒硝紫丸为藜藿者设。方中芒硝以代珍珠之涤热；大黄、甘遂以代牛黄之荡实；半夏以代附子之破结，在粗粝之子，原无藉于峻温也。"

肉桂橘皮汤

【方源】 《备急千金要方·卷五下少小婴孺方下·癖结胀满第七》："肉桂橘皮汤治小儿五六日不食，气逆。"

【组成】 肉桂半两，橘皮3两，成择薤5两，黍米5合，人参半两。

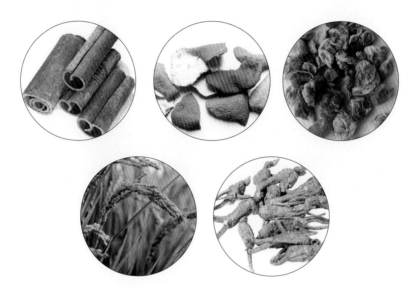

【用法】 上㕮咀。以水7升先煮药，煎取2升，次下薤、米，米熟药成，稍稍服之。

【功用】 和中降逆。

【主治】 小儿五六日不食，气逆。

【方论精粹】

张璐《千金方衍义》："肉桂、人参、黍米俱温理胃气虚寒之药，兼橘皮以发越参、米补益之性，更加成择之薤专泄胸中逆上之滞气也。"

苦参洗汤

【方源】 《备急千金要方·卷五下少小婴孺方下·痈疽瘰第八》："苦参汤治小儿头疮。"

【组成】 苦参、黄芩、黄连、黄柏、甘草、大黄、川芎各1两，蒺藜3合。

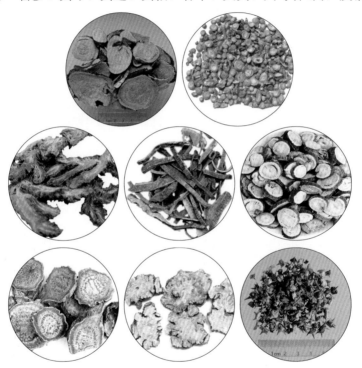

【用法】 以水6升，煮取3升，渍布拓疮上，一日数次。

【主治】 治小儿头疮。

【方论精粹】

张璐《千金方衍义》："芩、连、大黄、黄柏、苦参等一派苦寒药中但得川芎一味和血，蒺藜一味透风，甘草一味解毒，煎汤渍布，频搨疮上自愈。"

麻黄汤（二）

【方源】　《备急千金要方·卷五下少小婴孺方下·痈疽瘰第八》："麻黄汤治小儿丹肿及风毒风疹。"

【组成】　麻黄1两半，独活、射干、甘草、肉桂、青木香、石膏、黄芩各1两。

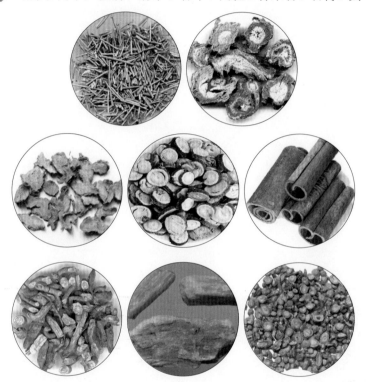

【用法】　上㕮咀。以水4升，煮取1升，3岁儿分为4服，每日2次。

【主治】　小儿丹肿及风毒风疹。

【方论精粹】

张璐《千金方衍义》："麻黄汤用麻黄、肉桂、射干、独活，皆主外内合邪之证，以分解蕴热之势，其石膏、黄芩、青木香、甘草仍不出乎正治之法也。"

麻黄汤（三）

【方源】 《备急千金要方·卷五下少小婴孺方下·痈疽瘰第八》："又方治小儿丹肿及风毒风疹。"

【组成】 麻黄、升麻、葛根各1两，射干、丁香、甘草各半两，石膏半合。

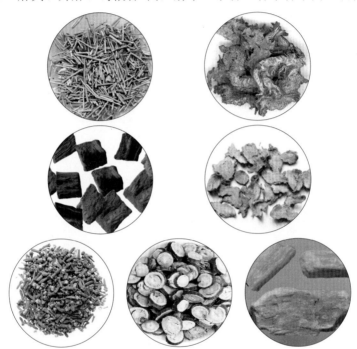

【用法】 上七味咬咀，以水3升，煮取1升，三岁儿分三服，日三。

【主治】 小儿恶毒丹及风疹。

【方论精粹】

张璐《千金方衍义》："本方全从事于外解，升、葛、射干即前方独活佐黄芩之意，鸡舌香（丁香）即前方肉桂导伏热之意，石膏、甘草则与上二方无异也。"

除热结肠丸

【方源】 《备急千金要方·卷五少小婴孺方下·小儿杂病第九》："除热结肠丸断小儿热，下黄赤汁沫，及鱼脑杂血，肛中疮烂，坐（匿虫）生虫。"

【组成】 黄连、黄柏、苦参、鬼臼、独活、橘皮、芍药、阿胶各半两。

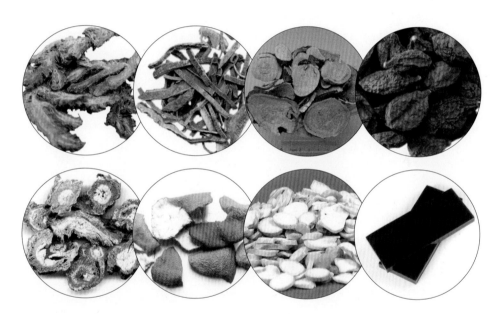

【用法】 上为末，以蓝汁（生蓝青叶捣取自然汁）及蜜为丸，如小豆大。日服3～10丸。（冬无蓝汁可用蓝子1合舂蜜和丸）

【主治】 儿热，下黄赤汁沫及鱼脑杂血，肛中疮烂，坐（匿虫）生虫。

【方论精粹】

张璐《千金方衍义》："疳疮内蕴湿热，外显血燥，结肠丸专泄湿热，仅以鬼臼杀毒邪，独活以散风热。"

鳖头丸

【方源】　《备急千金要方·卷五少小婴孺方下·小儿杂病第九》："鳖头丸治小儿积冷久下瘥后，脱肛不瘥，腹中冷，肛中疼痛不得入者。"

【组成】　死鳖头2个（炙令焦），刺猬皮1个（炙令焦），磁石4两，肉桂3两。

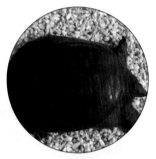
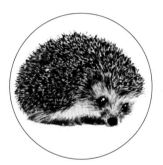
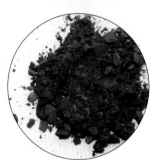
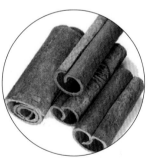

【用法】　上为末，炼蜜为丸，如大豆大。3～5岁儿每服5～10丸，每日3次。

【主治】　小儿积冷久下愈后，脱肛不愈，腹中冷，肛中疼痛不得入者。

【方论精粹】

张璐《千金方衍义》："鳖头收肝气之缓，磁石固肾气之脱，肉桂散肝血之滞，猬皮破膀胱瘀积也。"

七窍病方

磁朱丸

【方歌】

> 磁朱丸中有神曲，安神潜阳治目疾。
> 心悸失眠皆可用，癫狂痫证宜服之。

【方源】 《备急千金要方·卷六七窍病上·目病第一》："神曲丸主明目，百岁可读注书方。神曲四两，磁石二两，光明砂一两，右三味末之，炼蜜为丸，如梧子大，饮服三丸，日三，不禁，常服益眼力，众方不及，学者宜知此方神验不可言，当秘之。"

【组成】 磁石2两，朱砂1两，神曲4两。

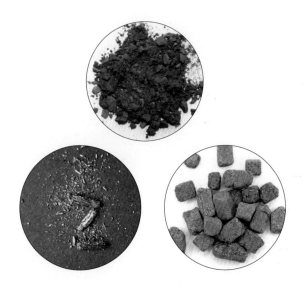

【用法】 上药研为末，炼蜜为丸，如梧桐子大。每服6克，日服2次，开水送下。

【功用】 益阴明目，重镇安神。

【主治】 心肾不交证。视物昏花，耳鸣耳聋，心悸失眠，亦治癫痫。

【方义方解】 方中磁石辛寒入肾，重镇安神，益阴潜阳，为君药；朱砂甘寒入心，镇心安神，泻心经邪热，为臣药。二药相合，能镇摄浮阳，交融水火，使心肾相交，则精气得以上输，心火不致上炎；神曲甘辛温，和胃以助消化，使金石药物不碍胃气，且精生于谷，神曲能消化五谷，则谷可化精，故为佐药；蜂蜜补中和胃，为使药。

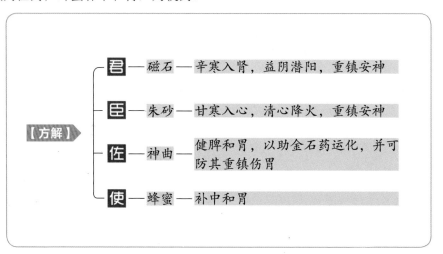

【方解】

君 — 磁石 — 辛寒入肾，益阴潜阳，重镇安神

臣 — 朱砂 — 甘寒入心，清心降火，重镇安神

佐 — 神曲 — 健脾和胃，以助金石药运化，并可防其重镇伤胃

使 — 蜂蜜 — 补中和胃

【运用】

1. **辨证要点** 主要用于治疗肾阴不足、心阳偏亢之心肾不交证。临床应用以心悸失眠、耳目不济、舌红苔燥、脉细数，为其辨证要点。

2. **现代运用** 常用于治疗神经衰弱，癫痫，精神分裂症，癔症，躁狂症，忧郁症。又用于治疗白内障、青光眼、糖尿病，高血压等并发耳目之疾。

3. **注意事项** 脾胃虚弱而胃脘疼痛者慎用，气虚下陷、急性眼痛、孕妇及胃溃疡、肝肾功能差者禁用，不宜多服或久服，不宜与碘、溴化物并用。属阴虚火旺者，可与六味地黄丸合用。

【方论精粹】

1. 罗美《古今名医方论》："磁石直入肾经，收散失之神，性能引铁，吸肺金之气归藏肾水。朱砂体阳而性阴，能纳浮游之火而安神明。水能鉴，火能烛，水火相济，而光华不四射焉？然目受脏腑之精，精资于谷，神曲能消化五谷，则精易成矣。盖神水散大，缓则不收，赖镇坠之品疾收而吸引之，故为急救之剂也。其治耳鸣、耳聋等症，亦以镇坠之功，能制虚阳之上奔耳。"

2. 张秉成《成方便读》："治神水宽大渐散，光采不收，及内障拨后翳不能消，用此镇之。朱砂禀南方离火之气，中怀阴质，镇邪荡秽，随磁石吸引之，能下行入肾，自然神水肃清，而阴霾退避矣。用生曲者，藉以发越丹石之性，而助其建功也。用米饮下者，取谷气以和脾胃，使朱砂之入心，磁石之入肾，婴儿姹女，藉中土以既济之耳。立方之意，岂浅鲜哉。"

3. 张锡纯《医学衷中参西录》："磁朱丸方，乃《千金方》中治目光昏冒，神水宽大之圣方也。李濒湖解曰：磁石入肾，镇养真阴，使肾水不外移；朱砂入心，镇养心血，使邪火不上侵；佐以神曲，消化滞气，温养脾胃生发之气。然从前但知治眼疾，而不知治痫风，至柯韵伯称此方治痫风如神，而愚试之果验，然不若加赭石、半夏之尤为效验也。"

瓜子散

【方源】 《备急千金要方·卷六七窍病上·目病第一》："补肝治眼漠漠不明，瓜子散方（亦名十子散方）。"

【组成】 冬瓜子、青葙子、茺蔚子、枸杞子、牡荆子、蒺藜、菟丝子、芜菁子、决明子、地肤子、柏子仁各2合，肉桂2两，蕤仁1合，细辛半两，木通2两，车前子1两。

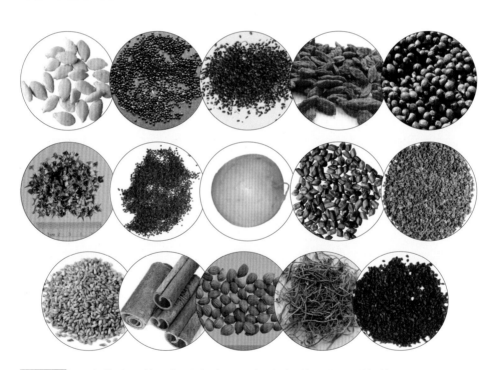

【用法】 上药治下筛。每服方寸匕，食后以酒调下，一日2次。

【功用】 补肝。

【主治】 眼漠漠不明。

【方论精粹】

张璐《千金方衍义》："瓜子益气，令人悦泽好颜色；青葙子入肝明目；茺蔚子益精明目；枸杞子治肾虚目暗；牡荆子除风湿，开经络，导痰涎，行血气；蒺藜行恶血，破积聚，明目轻身；菟丝子祛风明目，入肝肾气分；芜菁治热毒风肿，子专明目；决明子治青盲，目淫，肤赤，白膜眼赤泪出；地肤子久服耳目聪明；柏子仁除风湿，安五脏，令人耳目聪明；牡桂（肉桂）利关节，通神明；蹄根即木通，去热翳，赤白障；蕤仁治心腹邪热结气，目赤肿痛，眦烂泪出；车前子专治水轮不清；细辛明目利九窍。总取补肝明目之用，肝血清而肾水受萌矣。"

枸杞子

药材档案

【别名】西枸杞、枸杞豆、枸杞果、山枸杞、枸杞红实。

【来源】本品为茄科植物宁夏枸杞和枸杞的成熟果实。

【性味归经】甘，平。归肝、肾经。

【功能主治】滋补肝肾，益精明目。用于虚劳精亏，腰膝酸痛，眩晕耳鸣，阳痿遗精，内热消渴，血虚萎黄，目昏不明。

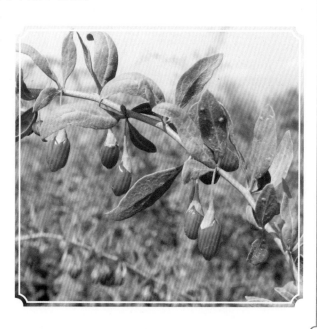

【用量用法】内服：6～12克，大剂量可用至30克，煎服；或入丸、散、酒剂。

【使用注意】外有表邪，内有实热，脾胃湿盛肠滑者忌用。

大枣煎

【方源】 《备急千金要方·卷六七窍病上·目病第一》："大枣煎方治目热眦赤，生赤脉侵睛，息肉急痛，闭不开，如芥在眼磣痛。"

【组成】 大枣7枚（去皮核），黄连2两（碎，绵裹），淡竹叶（切）5合。

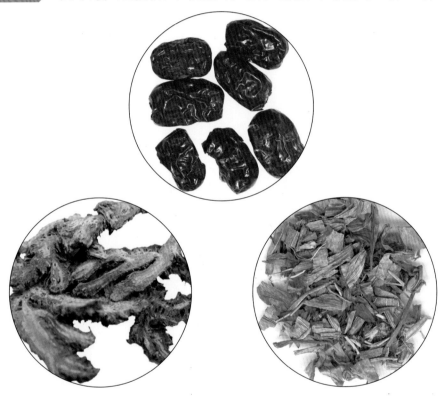

【主治】 目热眦赤，生赤脉侵睛，息肉急痛，闭不开，如芥在眼磣痛。

【方论精粹】

张璐《千金方衍义》："心、脾、阳跷之热，非黄连、竹叶无以折之。用大枣者，以和黄连苦燥之性，此与栀子煎用蜜之意不殊。"

黄连升麻散

【方源】 《备急千金要方·卷六七窍病上·口病第三》："治口热生疮方。"

【组成】 升麻30铢，黄连18铢。

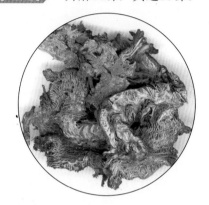 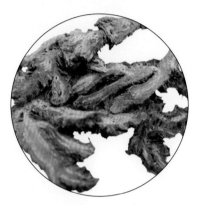

【用法】 上药研细末，使用时以少许含口中，有津则咽汁，每日2～3次。也可用饮片水煎含漱，各药用量按比例酌减至常规剂量。

【功用】 清火解毒。

【主治】 口舌生疮。

【方义方解】 方中黄连清心胃之火，升麻清热解毒，除疮疡，药简功专，为其配伍特点。

【运用】

1. **辨证要点** 主要用于治疗心胃火盛之口舌生疮。临床应用以口舌生疮、舌红、溲赤、脉数为其辨证要点。

2. **现代运用** 可用于舌炎、多发性口腔溃疡、白塞氏综合征等。

【方论精粹】

张璐《千金方衍义》："升麻散火，黄连祛湿，专主中上二焦燥渴引饮之病。用绵裹含咽，缓祛浮外寒热，不用汤液荡涤于里，反戕脏腑正气。"

肾热汤

【方歌】

> 肾热汤用地芍冬，磁蛎术草大枣葱。
> 育阴潜阳利耳窍，久病聋鸣脓亦终。

【方源】 《备急千金要方·卷六七窍病·耳疾第八》："治肾热背急挛痛，耳脓血出，或生肉塞之，不闻人声方。"

【组成】 磁石、白术、牡蛎各5两，甘草1两，麦冬6两，生地黄汁1升，芍药4两，葱白1升，大枣15枚。

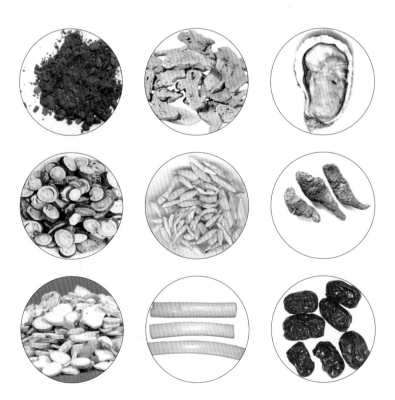

【用法】 以水9升，煮取3升，分3服。

【功用】 清寒重镇，敛阴退火，健脾和胃。

【主治】 阴液不足，虚火上炎，耳鸣耳聋，慢性脓耳。

【方论精粹】

1. 吴昆《医方考》："耳者，肾之窍，故肾热则令人病耳，生脓出血，不闻人声也。是方也，磁石能引肺金之气下降于肾，肾得母气，自然清肃，而热日愈；生地黄汁、麦冬、白芍，所以滋肾阴而泻肾热；乃葱白者，所以引肾气上通于耳也；牡蛎咸寒，能软坚而破结气，得葱白引之入耳，则能开听户而消脓血；乃白术、甘草、大枣者，健脾之品也，所以培万物之母，益土气而制肾邪尔！"

2. 汪昂《医方集解》："此足少阴药也。磁石体重辛咸，色黑补肾祛热，通耳明目，故以为君。牡蛎咸寒，软痰破结，生地黄大寒，泻火滋肾，麦冬、甘草补肺清金，白芍酸寒，平肝和血，皆能生水而制火，退热而敛阴。白术、甘草、大枣补脾之品，益土气正以制肾邪也。数者皆固本之药，使精气充足，邪热自退，耳窍自通，加葱白者，以引肾气上通于耳也。"

牡 蛎

药材档案

【别名】蛎蛤、牡蛤、海蛎子、海蛎子壳、海蛎子皮。

【来源】本品为牡蛎科动物长牡蛎、大连湾牡蛎或近江牡蛎的贝壳。

【性味归经】咸，微寒。归肝、胆、肾经。

【功能主治】重镇安神，潜阳补阴，软坚散结。用于惊悸失眠，眩晕耳鸣，瘰疬瘿瘤，癥瘕痞块。煅牡蛎收敛固涩，制酸止痛。用于自汗盗汗，遗精滑精，崩漏带下，胃痛吞酸。

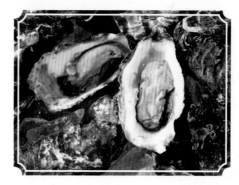

【用量用法】内服：9～30克，煎服，宜先煎。

风毒脚气方

紫苏子汤

【方源】　《备急千金要方·卷七风毒脚气方·汤液第二》："紫苏子汤治脚弱上气，昔宋湘东王在南州患脚气困笃，服此汤大得力方。"

【组成】　紫苏子、半夏各1升，前胡、厚朴、甘草、当归各1两，陈皮3两，大枣5枚，生姜1斤，肉桂4两。

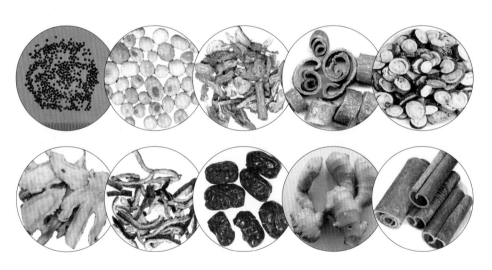

【用法】　上十味㕮咀，以水1斗3升，煮取2升半，分五服，日3夜2。

【功用】　降气平喘，祛痰止咳。

【主治】　上实下虚，痰涎壅盛，喘咳短气，胸膈满闷；或腰疼脚弱，肢体倦怠；或肢体浮肿，舌苔白滑或白腻等。

【方义方解】　方中紫苏子降气祛痰，止咳平喘为君药；半夏、厚朴、前胡、陈皮理气化痰，止咳平喘，共为臣药；君臣相配，以治上实之有条。肉桂温肾祛寒，纳气平喘；当归既养血补肝，同肉桂以温补下虚，又能治咳逆上气；甘草、生姜、大枣和中调药，是为佐使。诸药合用，上下兼顾而以上为主，使气降痰消，则喘咳自平。

【运用】

1．**辨证要点**　本方为治疗痰涎壅盛，上实下虚之喘咳的常用方。临床应用以胸膈满闷，痰多稀白，苔白滑或白腻为辨证要点。

2．**加减化裁**　若痰涎壅盛，喘咳气逆难卧者，可酌加沉香以加强其降气平喘之功；兼表证者，可酌加麻黄、苦杏仁以宣肺平喘，疏散外邪；兼气虚者，可酌加人参等益气。

3．**现代运用**　本方常用于慢性支气管炎、肺气肿、支气管哮喘等属上实下虚者。

4．**使用注意**　本方药性偏温燥，以降气祛痰为主，对于肺肾阴虚的喘咳以及肺热痰喘之证，均不宜使用。

【方论精粹】

1．张璐《千金方衍义》："脚气患在浊气上攻，故以紫苏子、橘皮、前胡、厚朴辛温降气，半夏、生姜涤除痰湿，肉桂、当归温散滞血，甘草、大枣调和中气，全以降泄逆气为主，故《太平惠民和剂局方》更名苏子降气汤。后世取治虚阳上攻，痰涎壅盛，肺气喘满，服之气降即安。可见用方但取合宜，不必拘执何病主治也。"

2．张秉成《成方便读》："夫风邪外来，必先犯肺，于是肺中之气壅而不行，肺中之津液郁而为痰，故喘嗽不宁。肺与大肠相表里，肺津虚则大肠不润，故大便不利，甚则引动了焦虚阳上逆，而为呕血等证。先哲有见痰休治痰、见血休治血之论，虽证见痰血，仍必究其受病之源。方中紫苏子、前胡、厚朴，皆降气之品，有疏邪之能，半夏、橘红化其痰；火载血上，故以肉桂引火归原，当归导血归经；上下交病者治其中，故以甘草培中补土；加姜煎者，病因风邪而来，仍不离辛散之意耳。"

半夏汤（二）

【方源】　《备急千金要方·卷七风毒脚气方·汤液第二》："半夏汤治脚气上入腹，腹急上冲胸，气急欲绝方。"

【组成】　半夏1升，肉桂8两，干姜5两，甘草、人参、细辛、附子各2两，蜀椒2合。

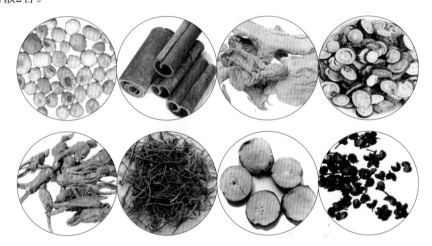

【用法】　上㕮咀。以水1斗，煮取3升，分为3服。初稍稍进，恐气冲上，格塞不得下，小小服，通人气耳。

【主治】　脚气上入腹胸，急上冲胸，气急欲绝。

【方论精粹】

张璐《千金方衍义》："脚气用补，乃证治之变。此以病久正气伤惫，浊邪亢剧，不得已而用四逆加人参汤，更加半夏、蜀椒、肉桂、细辛专散入腹冲胸浊阴之气为急，若兼攻外毒，则救里势分不能克济专攻矣。观方后服法，一以元气式微，难胜骤补；一以病气悍逆，虑其格塞；一以药力峻温，恐其僭上，所以只宜小小服之，以通人气，非洗心体会，不知谅人元气之奥。"

甘草汤(三)

【方源】 《备急千金要方·卷七风毒脚气方·汤液第二》："甘草汤治脚弱,举身浮肿,反胃,食谷吐逆,胸中气结不安而寒热,下痢不止,小便难,服此汤即益。亦服女曲散,利小便肿消,服大散摩膏有验方。"

【组成】 甘草、人参各1两,半夏1升,肉桂、蜀椒各3两,麦芽8合,大枣20枚,生姜8两,吴茱萸2升。

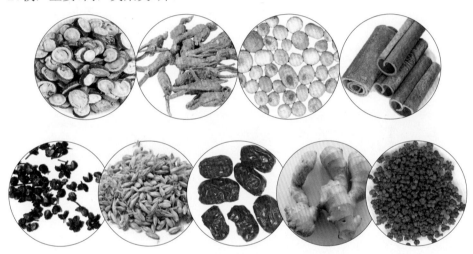

【用法】 上㕮咀。以水1斗2升,煮麦芽取1斗,去麦芽,纳诸药,煮取3升,分为6服。

【主治】 脚弱,举身红肿,胃反,食谷吐逆,胸中气结不安而寒热,下痢不止,小便难。

【方论精粹】

张璐《千金方衍义》:"脚弱浮肿,脾虚湿着也,故以桂、椒、萸、半辛温散结,参、甘、小麦(麦芽)甘温益气,生姜、大枣辛甘和营,共襄逐湿之功,而脚膝受荫矣。"

麻黄汤（四）

【方源】 《备急千金要方·卷七风毒脚气方·汤液第二》："麻黄汤治恶风毒气，脚弱无力，顽痹，四肢不仁，失声不能言，毒气冲心。有人病者，但一病相当即服此第一服，次服第二、第三、第四方。"

【组成】 麻黄1两，大枣20枚，茯苓3两，苦杏仁30枚，防风、白术、当归、升麻、川芎、芍药、黄芩、肉桂、麦冬、甘草各2两。

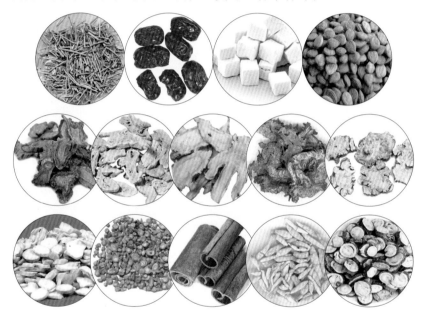

【用法】 上㕮咀。以水9升，入清酒2升合煮，取2升半，分为4服，日3次，夜1次。覆令小汗，粉之，莫令见风。

【主治】 恶风毒气冲心，脚弱无力，顽痹四肢不仁，失声不能言。

【方论精粹】

张璐《千金方衍义》："此方专祛上攻血脉之痹，故以芎、归、芍药、苓、防、大枣小续命汤中六味，参入麻黄汤中以开血脉之邪，兼升麻载诸药于上，苓、术渗湿着于下，麦冬专为失声而设。"

风引独活汤

【方源】 《备急千金要方·卷七风毒脚气方·汤液第二》："第四服风引独活汤兼补方。"

【组成】 独活4两，茯苓、甘草各3两，升麻1两半，人参、肉桂、防风、芍药、当归、黄芪、干姜、附子各2两，大豆2升。

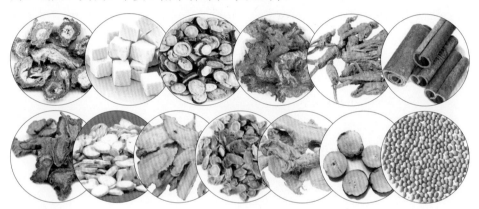

【用法】 上㕮咀。以水9升，清酒3升，合煮取3升半，相去如人行20里久更进服。

【功用】 祛风行滞，活血解毒，补气血。

【主治】 风毒脚气。

【方义方解】 方中独活味辛性温，搜风祛湿，发散风寒，偏入少阴经，善搜少阴肾经伏风，多用于腰、膝的筋骨痹痛，为方中主药；茯苓淡渗利湿，人参、黄芪、当归、白芍益气养血；附子、干姜、肉桂温肾暖脾，散寒除湿；防风、升麻散风除湿；大豆、甘草益气和中，调和诸药。

【方论精粹】

张璐《千金方衍义》："专取独活散膝胫风痹，黑大豆疗风毒脚气，仍合保元温助血气，兼取真武汤中茯苓、芍药以制独活、附子之燥烈，以除经脉牵引之掣痛，归、桂、升、防虽无麻、杏逐痹之力量，亦是祛风活血之巨擘。"

75

八风散（一）

【方源】 《备急千金要方·卷七风毒脚气方·诸散第三》："治风虚面青黑土色不见日月光。脚气痹弱准经面青黑主肾，不见日月光主肝，宜补肾治肝方。"

【组成】 菊花3两，石斛、天雄各1两半，人参、附子、甘草各1两6铢，钟乳、薯蓣、续断、黄芪、泽泻、麦冬、远志、细辛、龙胆、秦艽、石韦、菟丝子、牛膝、石菖蒲、杜仲、茯苓、生地黄、柏子仁、蛇床子、防风、白术、干姜、草薢、山茱萸各1两，五味子、乌头各半两，肉苁蓉各2两。

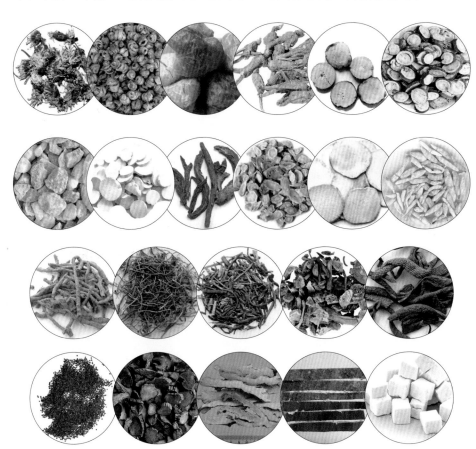

【用法】 上药治下筛。酒服方寸匕，1日3次；不知，加至2匕。

【功用】 补肾益肝。

【主治】 风虚，面青黑土色，不见日月光，脚气痹弱。

【方论精粹】

张璐《千金方衍义》："八风取义，专主八方风气之邪。《千金》推广候氏黑散而立此方。方中菊花得金水之精英，补水以制火，益金以平木，专主虚风蕴热，《本经》治恶风湿痹者，以其能清血脉之邪，故黑散以之为君。细辛治百节拘挛，风湿痹痛；防风治大风头眩痛，恶风，风邪周身骨节疼痛；干姜逐湿痹，为菊花祛风之向导，导火之反间；白术治风寒湿痹；茯苓治逆气，散结痛，利小便，坚筋骨；人参补五脏，安精神，除邪气，退虚热，与白术、茯苓共济实脾杜风之功，方得《本经》除邪气之旨。其外，柏子仁除五湿，安五脏；麦冬润燥涩，利结气；山药治伤中，补虚羸，除寒热邪气；菖蒲治风寒湿痹，通九窍；甘草治五脏六腑寒热邪气，即黑散中用桔梗之义；石斛治伤中，除湿痹；石韦治劳热邪气，癃闭不通；泽泻治风寒湿痹；龙胆治骨间寒热，即黑散中用黄芩之义；秦艽治寒湿风痹，肢节痛；草薢治骨节风寒湿周痹；远志除邪气，利九窍；乌、附、天雄统治诸风寒湿，痿躄拘挛膝痛，即黑散中用桂之义；续断续筋骨；菟丝续绝伤；牛膝治寒湿拘挛，不可屈伸，即黑散中用川芎之义；杜仲治腰脚痛，坚筋骨；生地黄治伤中，逐血痹；黄芪治大风癞疾，以助诸风药司开合之权，即黑散中用当归之义；蛇床除痹气，利关节；山茱治心下邪气，逐寒湿痹；五味子与肉苁蓉并强阴益精气，即黑散中用牡蛎之义；钟乳安五脏，通百节，利九窍，即黑散中用矾石之义。盖矾石性涩辟垢，得冷即止，得热则下，服后禁忌热食，调理颇难，故取钟乳温涩利窍之品代用，药性虽殊，而功力与矾石不异也。"

治诸风方

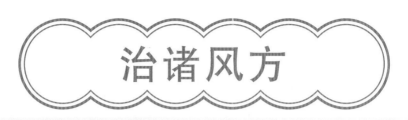

小续命汤

【方歌】

> 小续命中桂附芎，麻黄参芍杏防风。
> 黄芩防己兼甘草，六经风中此方通。

【方源】 《备急千金要方·卷八治诸风方·诸风第二》："治猝中风欲死，身体缓急，口目不正，舌强不能语，奄奄忽忽，神情闷乱。诸风服之皆验，不令人虚。"

【组成】 麻黄、防己、人参、黄芩、肉桂、白芍、甘草、川芎、苦杏仁各1两，防风1两半，附子1枚，生姜5两。

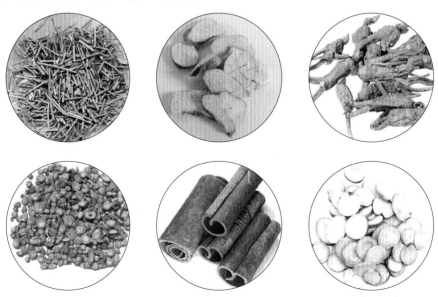

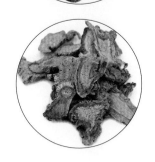
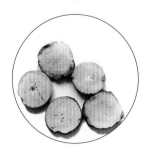
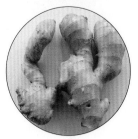

【用法】 用水1斗2升，先煮麻黄，去上沫，纳诸药，煎取3升，分三次服。

【功用】 辛散温通，扶正祛风。

【主治】 主治中风，不省人事，筋脉拘急，半身不遂，口眼㖞斜，语言謇涩，以及风湿痹痛等。

【方义方解】 此六经中风之通剂也。吴鹤皋曰：麻黄、苦杏仁，麻黄汤也，治太阳伤寒；桂枝、芍药，桂枝汤也，治太阳中风；此中风寒，有表证者所必用也。人参、甘草补气，川芎、芍药补血；此中风寒，气血虚者所必用也。风淫故主以防风，湿淫佐以防己，寒淫佐以附子，热淫佐以黄芩。病来杂扰，故药亦兼该也。

【运用】

1. **辨证要点** 主要用于治疗风邪直中经络"真中风"之证。临床应用以突然中风、筋脉拘急、口眼㖞斜、语言謇涩，甚则不省人事、半身不遂，为其辨证要点。

2. **加减化裁** 如见筋脉拘急甚者，加葛根、芍药增至60克；口眼㖞斜者，加牵正散；半身不遂者加秦艽、羌活、独活、白附子、细辛；有热象者，去麻黄、附子，加石膏；寒甚者，加干姜、细辛。

3. **现代运用** 常用于治疗脑梗死，中风后遗症，历节病，半身汗出等病症。

4. **注意事项** 凡肾亏肝旺的"类中风"忌用本方。

【方论精粹】

1. 吴昆《医方考》："麻黄、苦杏仁，麻黄汤也，仲景以之治太阳证之伤寒；桂枝、芍药，桂枝汤也，仲景以之治太阳证之中风。如此言之，则中风而有头疼、身热、脊强者，皆在所必用也。人参、甘草，四君子之二也，《局方》用之以补气；芍药、川芎，四物汤之二也，《局方》用之以养血。如此言之，则中风而有气虚、血虚者，皆在所必用也。风淫末疾，故佐以防风；湿淫腹疾，故佐以防己；阴淫寒疾，故佐以附子；阳淫热疾，故佐以黄芩。盖病不单来，杂糅而至，故其用药，亦兼该也。热者，去附子，用白附子；筋急、语迟、脉弦者，倍人参，加薏苡、当归，去黄芩、芍药，以避中寒；烦躁、不大便，去附、桂，倍加芍药、竹沥；日久大便不行，胸中不快，加枳壳、大黄；语言謇涩，手足颤掉，加石菖蒲、竹沥；口渴，加麦冬、瓜蒌、天花粉；身痛发搐，加羌活；烦渴、多惊，加犀角、羚羊角；汗多，去麻黄；舌燥，加石膏，去附、桂。"

2. 张璐《千金方衍义》："续命方，专为中风六经形证而立，以其死生反掌，较之伤寒尤为叵测。盖伤寒之邪，卒然从表而入，非若中风皆由本虚，虚风直犯无禁，且多痰涎内壅，表里纠缠之难于分解也。所以小续命汤虽本《古今录验》，而麻黄、桂枝两方皆在其中，以其本虚，必加人参驾驭。麻、桂发越在表之邪，又需附子直入少阴，搜逐在里之邪，不使外内交攻，正气立断，续命之名，信乎不虚。其余川芎、黄芩、防风、防己，不过为麻黄之使，以祛标热耳。"

3. 张秉成《成方便读》："此方所治之不省人事、神气溃乱者，乃邪气骤加，正气不守之象。筋脉拘急者，筋得寒则收引也。半身不遂者，乘人所禀阴阳之偏盛，气血之盈亏，以致虚邪客于身半也。语言謇涩者，风中于络而舌本强也。目眼㖞斜者，受邪之处反缓，正气为邪所引而急也。方中用麻黄、桂枝、防风、防己大队入太阳之经祛风逐湿者，以开其表；邪壅于外，则里气不宣，里既不宣，则郁而为热，故以苦杏仁利之，黄芩清之，而邪之所凑，其气必虚，故以人参、甘草益气而调中；白芍、川芎护营而和血；用附子者，既可助补药之力，又能济麻黄以行表也；姜、枣为引者，亦假之以和营卫耳。"

大防风汤

【方源】 《备急千金要方·卷八治诸风方·诸风第二》："大防风汤治中风发热、无汗、肢节烦、腹急痛、大小便不利。"

【组成】 防风、当归、麻黄、白术、甘草各18铢，黄芩30铢，茯苓、生地黄、附子、山茱萸各1两。

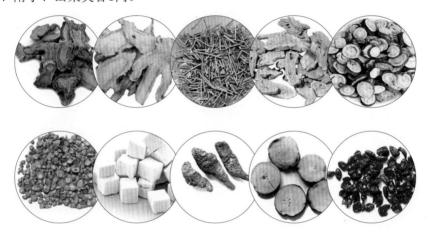

【用法】 上㕮咀。以水9升，煮取2升半，1服7合。大小便不利，纳大黄、人参各18铢，大枣30枚，生姜3两，煮取3升，分3服。

【功用】 疏风辟邪，除湿止痛。

【主治】 中风，发热无汗，肢节烦，腹急痛，大小便不利。

【方论精粹】

张璐《千金方衍义》："中风外有六经形证，故用麻黄、防风；内有便溺阻隔，故用地黄、当归；肾主二便，大小便不利多属肾虚风燥，故用术、附为主，加茯苓、甘草，则真武汤中之二也；山茱萸，《本经》治心下邪气，温中逐寒湿痹，去三虫，佐地黄则有酸收肝肾虚风之功；黄芩，《本经》治诸热、黄疸，逐水，下血闭，佐麻黄则有解散肌表风热之用。"

八风散（二）

【方源】 《备急千金要方·卷八治诸风方·诸风第二》："八风散治八风十二痹。退半身不遂，历节疼痛，肌肉枯燥，皮肤胸动，或筋缓急痛不在一处。卒起目眩，失心恍惚，妄言倒错，面上疱起或黄汗出，更相染渍，或燥或湿，颜色乍赤乍白，或青或黑，角弓反张，乍寒乍热。"

【组成】 麻黄、白术各1斤，天花粉、甘草、栾荆、天雄、白芷、防风、芍药、石膏、天冬各10两，羌活2斤，山茱萸、食茱萸、闹羊花各5升，茵芋14两，黄芩1斤5两，附子30枚，大黄半斤，细辛、干姜、肉桂各5两，雄黄、朱砂、丹参各6两。

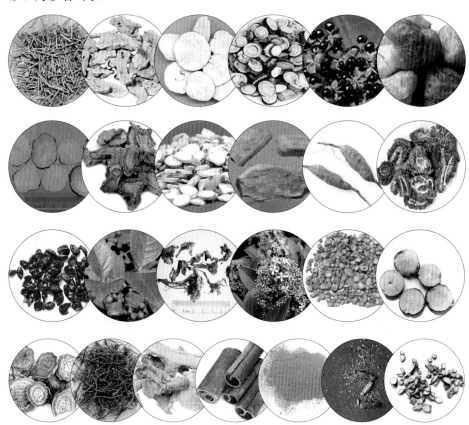

【用法】 上药治下筛。先食酒服方寸匕，每日1次；30日后，1日2次。50日知，百日愈，1年平复。长服不已，佳。

【主治】 八风十二痹，退半身不遂，历节疼痛，肌肉枯燥，皮肤瞤动，或筋缓急痛，不在一处，卒起目眩，失心恍惚，妄言倒错，面上疱起，或黄汗出，更相染渍，或燥或湿，颜色乍赤乍白，或青或黑，角弓反张，乍寒乍热。

【方论精粹】

张璐《千金方衍义》："八风散主八风十二痹。方中诸药与胆腑门中芫花散、耆婆万病丸相类，其方下虽有半身不遂之证，殊非中风六经形证之比。详其立方，专以麻黄附子细辛汤开发阴邪于外；大黄附子汤分泄阴邪于里；而兼栾荆、茵芋、踯躅、雄黄皆瞑眩之药，非大风恶疾，讵可轻试？必其人主气素强，病气方充，始为合宜。"

麻黄
药材档案

【别名】龙沙、狗骨、卑相、卑盐。

【来源】本品为麻黄科草本状小灌木草麻、木贼麻黄和中麻黄的草质茎。

【性味归经】辛、微苦，温。归肺、膀胱经。

【功能主治】发汗解表，宣肺平喘，利水消肿。用于风寒感冒，胸闷喘咳，风水浮肿。蜜麻黄润肺止咳，多用于表证已解，气喘咳嗽。

【用量用法】内服：3～10克，煎服。发汗解表常用生麻黄，止咳平喘多用炙麻黄。

【使用注意】本品发散力强，多汗、虚喘病人当慎用；能升高血压、兴奋中枢神经系统，故高血压、失眠患者也需慎用。

大戟洗汤

【方源】 《备急千金要方·卷八治诸风方·诸风第二》："大戟洗汤治中风发热方。"

【组成】 大戟、苦参等份。

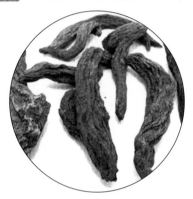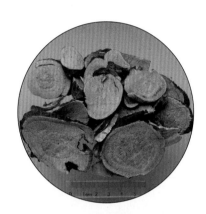

【用法】 上为末，以药半升，白酢浆1斗，煮3沸，适寒温洗之，从上而下，寒乃止。小儿用药3指撮，浆水4升煮洗之。

【主治】 中风发热。

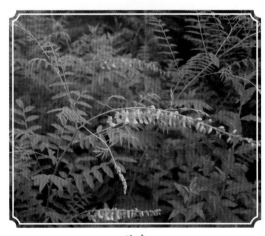

苦参

【方论精粹】

张璐《千金方衍义》："中风发热不止，用大戟、苦参为散煮汤以涤肢体，而祛毒邪。专取大戟以治中风皮肤疼痛，苦参以治结气，皆《本经》主治也。"

荆沥汤（一）

【方源】　《备急千金要方·卷八治诸风方·贼风第三》："荆沥汤治疗心虚寒，即伤寒、阴气损害至心，悸动难耐，口喎，说话急且含混，常自行发笑，厉风伤心。"

【组成】　荆沥3升，麻黄、白术、川芎各4两，防风、肉桂、升麻、茯苓、远志、人参、羌活、当归、防己、甘草各2两，母姜1升（切，取汁）。

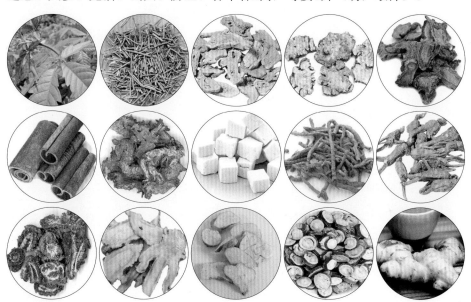

【用法】　上㕮咀。以水1斗5升，煎麻黄2沸，去沫，次下诸药，煮取3升，去滓，下荆沥、姜汁，煎取4升，分4次服，日3夜1。

【功用】　逐湿祛痰。

【主治】　心虚寒。

【方义方解】　本方虽用荆沥清火涤痰为君，姜汁开导经络为佐，全赖参、甘维持胃气，运行药力，肉桂鼓动于中，麻黄开发于外，升麻提系于上，防己引泄于下，远志通达心经，又以苓、术匡佐人参、羌、防辅粥麻黄，芎、归协济肉桂，统摄荆沥、母姜，共裹涤痰祛风活血之功。所谓治风先治血，血行风自灭也。

干姜附子汤

【方源】 《备急千金要方·卷八治诸风方·贼风第三》："干姜附子汤治心虚寒风，半身不遂，骨节离解，缓弱不收，便利无度，口面㖞斜。"

【组成】 干姜、附子各8两，肉桂、麻黄4两，川芎3两。

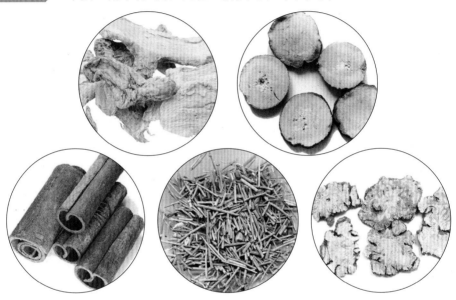

【用法】 上十味㕮咀，以水9升，煮取3升，分3服。

【功用】 温阳散寒。

【主治】 心虚寒风，半身不遂，骨节离解，缓弱不收，便利无度，口面㖞斜。

【方论精粹】

张璐《千金方衍义》："方下虽言心虚，而实少火气衰，不能代天宣化。故用干姜附子汤峻补命门之阳；兼肉桂，助姜、附益火消阴；肾气有权，则麻黄得以振发表之力；心主血，川芎既能治风，又能和血。"

白术酿酒

【方源】 《备急千金要方·卷八治诸风方·贼风第三》："白术酿酒补心志定气。治心虚寒，气性反常，心手不随，语声冒昧。其疾源疬风损心，具如前方所说无穷。"

【组成】 白术（切）、地骨皮、荆实各5斗，菊花2斗。

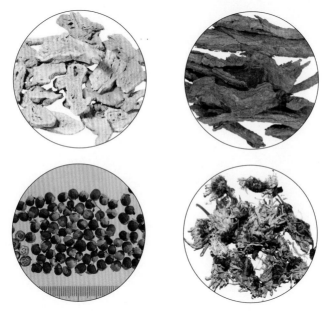

【用法】 以水3石，煮取1石5斗，去滓澄清，取汁酿米1石，用曲如常法。

【功用】 补心志定。

【主治】 疬风损心，心虚寒，气性反常，心手不随，语声冒昧；中风，手足不遂，神识冒昧，及心风虚寒。

【方论精粹】

张璐《千金方衍义》："白术治风寒湿痹，地骨皮治五内邪气周痹风湿，荆实治筋骨间寒热湿痹拘急，菊花治诸风头眩肿痛恶风湿痹。"

半夏汤（三）

【方源】　《备急千金要方·卷八治诸风方·贼风第三》："半夏汤温中下气治脾寒，语声忧惧，舌本卷缩，嗔喜无度，惵闷恍惚胀满。"

【组成】　半夏、生姜各1升，芍药、茯苓、肉桂、陈皮、五味子各3两，附子5两，白术4两，甘草2两，大枣30个，火麻仁1升（熬研为脂）。

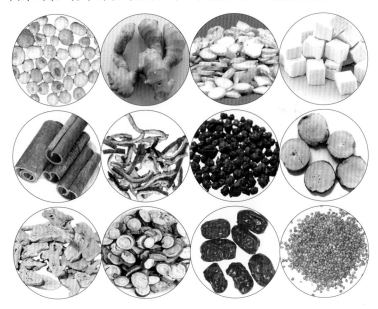

【用法】　上㕮咀。以水1斗2升，煮取3升，去滓，下大麻脂，更上火1沸，分3服。

【功用】　温中降气。

【主治】　脾寒，言声忧惧，舌本卷缩，嗔喜无度，惵闷恍惚，胀满。

【方论精粹】

张璐《千金方衍义》："合《近效》白术附子汤、桂枝汤、二陈汤三方，但加麻仁、五味以滋术、姜、半夏之燥，而风毒化脾寒散矣。"

防己汤

【方源】 《备急千金要方·卷八治诸风方·贼风第三》："治风历节，四肢疼痛如槌锻，不可忍者。"

【组成】 防己、茯苓、白术、肉桂、生姜各4两，乌头7枚（去皮，熬令黑），人参2两，甘草3两。

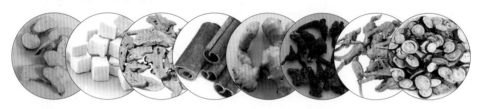

【用法】 以苦酒1升，水1斗，煮取3升半，每服8合，日3夜1。服后当觉燥热麻痹，神识微觉昏沉；若不觉，再服，以觉乃止。

【功用】 散寒除湿止痛。

【主治】 厉节风，四肢疼痛不可忍。

【方义方解】 此方寓泻于补，治寒痹痛不可忍法也。乌头辛温雄烈，祛寒止痛，走而不守；肉桂辛温大热，守而不走，助乌头温散之力；参、术、苓、草，益气扶脾，复中土四布水精之用，气血周流不息，不治痹而痹自已矣；防己、生姜，祛风胜湿，以为乌、桂之辅佐耳。

【方论精粹】

张璐《千金方衍义》："《金匮要略方论》防己黄芪汤本治风湿关节疼痛，腰下疼重，自汗恶风，取2味合用，以司开合而祛湿着。《备急千金要方》又恐黄芪之助卫，乃摒去不用；易入乌头，专开痹着；肉桂、茯苓2味，又于防己茯苓汤中采入；加人参者，助防己逐痹之力也。煎用苦酒，取辟恶毒之气耳。"

【备注】 凡用乌头，皆去皮熬令黑，乃堪用，不然至毒人，宜慎之。

独活寄生汤

【方歌】

独活寄生芄防辛，芎归地芍桂苓均。
杜仲牛膝人参草，冷风顽痹屈能伸。

【方源】 《备急千金要方·卷八治诸风方·偏风第四》："夫腰背痛者，皆犹肾气虚弱，卧冷湿地当风所得也，不时速治，喜流入脚膝，为偏枯冷痹缓弱疼重，或腰痛挛脚重痹，宜急服此方。"

【组成】 独活3两，桑寄生、杜仲、牛膝、细辛、秦芄、茯苓、肉桂、防风、川芎、人参、甘草、当归、芍药、生地黄各2两。

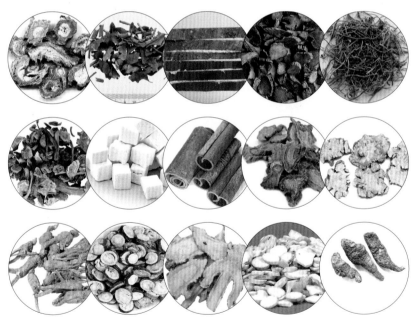

【用法】 以水1斗，煮取3升，分2次服。

【功用】 祛风湿，止痹痛，益肝肾，补气血。

【主治】 痹证日久，肝肾两虚，气血不足证。腰膝疼痛，肢节屈伸不利，或麻木不仁，畏寒喜温，心悸气短，舌淡苔白，脉细弱。

【方义方解】　本方证为风寒湿时久不愈，以致损伤肝肾，耗伤气血所致。肾主骨，腰为肾之府。肝主筋，膝为筋之会。肝肾不足，气血亏虚，筋骨失养，故肢节屈伸不利。风寒湿邪客于腰膝筋骨，故腰膝疼痛，或麻木不仁。《素问·痹论》说："痹在于骨则重，在于脉则血凝而不流，在于筋则屈不伸，在于肉则不仁。"《素问·逆调论》又说："荣气虚则不仁，卫气虚则不用，荣卫俱虚则不仁且不用。"治宜祛风湿，止痹痛，益肝肾，补气血，祛邪与扶正兼顾。

方中独活辛苦微温，长于祛下焦风寒湿邪，蠲痹止痛，为君药。防风、秦艽祛风胜湿；肉桂温里祛寒，通利血脉；细辛辛温发散，祛寒止痛，均为臣药。佐以寄生、牛膝、杜仲补益肝肾，强壮筋骨；当归、芍药、地黄、川芎养血活血；人参、茯苓、甘草补气健脾，扶助正气，均为佐药。甘草调和诸药，又为使药。本方配伍特点是以祛风寒湿药为主，辅以补肝肾、养气血之品，邪正兼顾，有祛邪不伤正，扶正不得碍邪之义。诸药相伍，使风寒湿邪俱除，气血充足，肝肾强健，痹痛得以缓解。

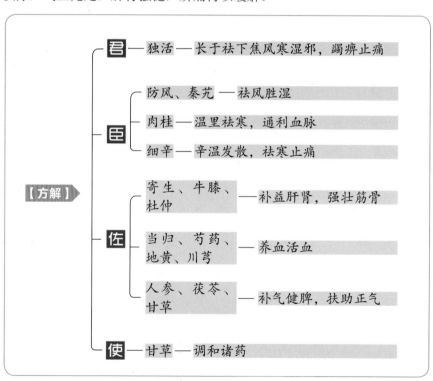

【方解】

君 — 独活 — 长于祛下焦风寒湿邪，蠲痹止痛

臣
- 防风、秦艽 — 祛风胜湿
- 肉桂 — 温里祛寒，通利血脉
- 细辛 — 辛温发散，祛寒止痛

佐
- 寄生、牛膝、杜仲 — 补益肝肾，强壮筋骨
- 当归、芍药、地黄、川芎 — 养血活血
- 人参、茯苓、甘草 — 补气健脾，扶助正气

使 — 甘草 — 调和诸药

【运用】

1. **辨证要点**　本方为治疗久痹而致肝肾两虚，气血不足证之常用方。临床应用以腰膝冷痛，肢节屈伸不利，心悸气短，脉细弱为辨证要点。

2. **加减化裁**　痹证疼痛较剧者，可酌加制川乌、制草乌、白花蛇等以助搜风通络，活血止痛；寒邪偏盛者，酌加附子、干姜以温阳散寒；湿邪偏盛者，去地黄，酌加防己、薏苡仁、苍术以祛湿消肿；正虚不甚者，可减地黄、人参。

3. **现代运用**　本方常用于慢性关节炎、类风湿性关节炎、风湿性坐骨神经痛、腰肌劳损、骨质增生症、小儿麻痹等属风寒湿痹日久，正气不足者。

4. **注意事项**　痹证之属湿热实证者忌用。

【方论精粹】

1. 吴昆《医方考》："肾气虚弱，肝脾之气袭之，令人腰膝作痛，屈伸不便，冷痹无力者，此方主之。肾，水脏也，虚则肝脾之气凑之，故令腰膝实而作痛。屈伸不便者，筋骨俱病也。《灵枢经》曰：'能屈而不能伸者，病在筋；能伸而不能屈者，病在骨。故知屈伸不便，为筋骨俱病也。'冷痹者，阴邪实也；无力者，气血虚也。是方也，独活、寄生、细辛、秦艽、防风、肉桂，辛温之品也，可以升举肝脾之气，肝脾之气升，则腰膝弗痛矣；当归、熟地黄、白芍、川芎、杜仲、牛膝者，养阴之品也，可以滋补肝肾之阴，肝肾之阴补，则足得血而能步矣；人参、茯苓、甘草者，益气之品也，可以长养诸脏之阳，诸脏之阳生，则冷痹去而有力矣。"

2. 汪昂《医方集解》："此足少阴、厥阴药也。独活、细辛入少阴，通血脉，偕秦艽、防风疏经升阳以祛风；桑寄生益气血，祛风湿，偕杜仲、牛膝健骨强筋而固下。芎、归、芍、地，所以活血而补阴；参、桂、苓、草，所以益气而补阳。辛温以散之，甘温以补之，使血气足而风湿除，则肝肾强而痹痛愈矣。"

3. 张璐《千金方衍义》："风性上行，得湿黏滞则留着于下，而为脚痹重，非独活、寄生无以疗之。辛、防、秦艽，独活之助；牛膝、杜仲、寄生之佐。桂、苓、参、甘，以补其气；芎、芍、地，以滋其血，血气旺而痹着开矣。"

麻子汤(一)

【方源】 《备急千金要方·卷八治诸风方·偏风第四》："麻子汤治大风周身四肢挛急，风行在皮肤，身劳强服之不虚人，又治精神蒙昧者。"

【组成】 蓖麻子3升（净择，水渍1宿），防风、肉桂、生姜、石膏（用绵裹）、陈皮各2两，麻黄3两，竹叶1握，葱白1握，淡豆豉1合。

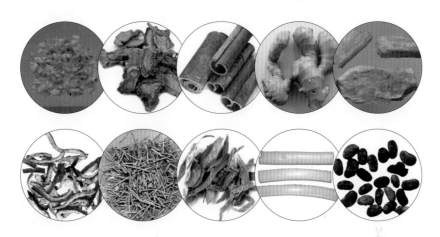

【用法】 先以水2斗半煮蓖麻子，令极熟，漉去滓，取9升别煮麻黄两沸，掠去沫，纳诸药汁中煮取3升去滓，分3服，空腹服。当微汗，汗出以粉涂身，极重者不过两三剂，轻者一两剂瘥。患大风、贼风、刺风，加独活3两。

【功用】 疏风清热。

【主治】 大风，周身四肢挛急，风行在皮肤，身劳强，精神蒙昧者。

【方论精粹】

张璐《千金方衍义》："麻黄、桂枝、防风、香豉（淡豆豉）、葱白、生姜透表之药，故取以治周身四肢挛急之风；麻仁、石膏、橘皮、竹叶清里之药，故取以治精神蒙昧；此风火扰乱神明，所以神识不清，殊非本虚之谓。"

甘草汤(四)

【方源】 《备急千金要方·卷八治诸风方·风懿第六》："甘草汤治偏风积年不瘥，手脚枯细，面口㖞僻，精神不定，言语倒错。"

【组成】 甘草、肉桂、川芎、麻黄、当归、芍药、白术、黄芩、细辛各1两，附子2枚，独活、防己各3两，生姜、石膏、茯神各4两，秦艽、防风各1两半，侧子2枚，菊花1升，淡竹沥4升，人参2两。

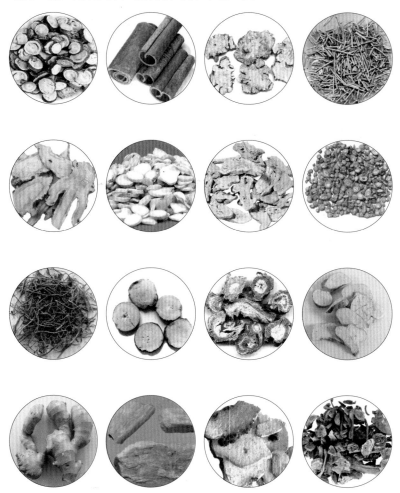

【用法】 上咬咀。以水1斗，先煮麻黄，去沫，取7升，纳竹沥及药煮取3升，分4服；服3服讫，间1杯粥，后更服，待药势自汗。

【主治】 偏风积年不愈，手脚枯细，面口㖞僻，精神不定，言语倒错。

【方论精粹】

张璐《千金方衍义》："偏风积年不愈，服药不除，而至手脚枯细，必是风从火化，而成本寒标热之患，故于附子散中除去干姜之辛燥，增入麻黄、独活搜风逐痹，苓、术、甘草健脾行湿，川芎、芍药养血营筋，苓、膏、菊、沥杜风化热，则附、桂、辛、防藉人参之大力，何惮历年痼疾不愈耶？其余秦艽、防己、侧子、生姜，匡助术、附、麻黄之力，大方中不可无助长之味也。方后服3服，间粥1杯，于长沙太阳例，服桂枝汤后啜热稀粥以助药力法悟入。"

甘 草

药材档案

【别名】美草、密甘、密草、国老、粉草、甜根子、甜草根、粉甘草、红甘草。

【来源】本品为豆科植物甘草、胀果甘草或光果甘草的干燥根及根茎。

【性味归经】甘，平。归心、肺、脾、胃经。

【功能主治】补脾益气，清热解毒，祛痰止咳，缓急止痛，调和诸药。用于脾胃虚弱，倦怠乏力，心悸气短，咳嗽痰多，脘腹、四肢挛急疼痛，痈肿疮毒，缓解药物毒性、烈性。

【用量用法】内服：2～10克，煎服。

【使用注意】不宜与海藻、京大戟、红大戟、甘遂、芫花同用。

八风续命汤

【方源】 《备急千金要方·卷八治诸风方·角弓反张第七》："八风续命汤治卒半身不遂，手足拘急不得屈伸，身体冷，或智或痴，或身强直不语，或生或死，狂言不可名状，角弓反张，或欲得食，或不用食，或大小便不利皆疗之方（《古今录验》名八风续命汤）。"

【组成】 人参、肉桂、当归、独活、黄芩、干姜、甘草各18铢，石膏2两，苦杏仁40枚。

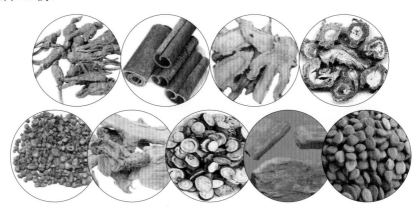

【用法】 上九味㕮咀，以井华水9升煮取3升，分3服，日3，覆取汗，不汗更合加麻黄5两合服。

【功用】 回阳救逆，息风止痉。

【主治】 卒半身不遂，手足拘急，不得屈伸，身体冷，或智或痴，或身强直不语等。

【方论精粹】

张璐《千金方衍义》："角弓反张，正当攻收表邪，何反于《古今录验》续命方中除去麻黄、川芎？良因身冷如狂，知邪不在表而在里，所以进用独活、黄芩，佐苦杏仁。石膏缓祛风热。而方后又言不汗更合加麻黄，此随表里浅深施治之法也。"

附子酒

【方源】 《备急千金要方·卷八治诸风方·风痹第八》："附子酒治大风冷痰癖胀满诸痹方。"

【组成】 附子1枚（重2两者，亦云2枚）。

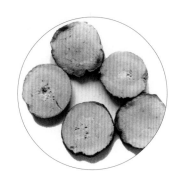

【用法】 以酒5升渍之，春5日。每服1合，1日2次。以痹为度。

【功用】 祛风除湿，温经络，散寒邪。

【主治】 大风，冷痰癖，胀满，诸痹。

【方论精粹】

张璐《千金方衍义》："附子辛烈，人但知为回阳之药，不知其有寒湿、痿躄、拘挛之用，更渍之以酒，为逐湿开痹要药，不烦他物佐使也。"

伤寒方

葳蕤汤

【方歌】

> 千金葳蕤麻杏膏，芎独白薇木香草。
> 外感热伤津不足，生津清热又解表。

【方源】 《千金要方·卷九伤寒方上·辟温第二》："汗出体重，其息必喘，其形状不仁嘿嘿，但欲眠，下之则小便难，发其汗者必谵语，加烧针则耳聋难言，但吐下之则遗矢便利。如此疾者，葳蕤汤主之。"

【组成】 玉竹（葳蕤）、白薇、麻黄、独活、苦杏仁、川芎、甘草、青木香各2两，生石膏3两。

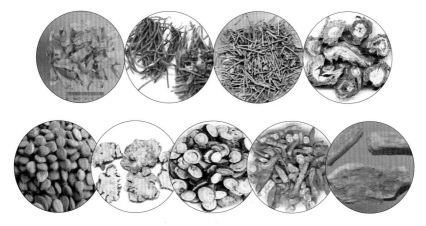

【用法】 上九味咬咀，以水8升煮取3升，去滓，分3服，取汗。若一寒一热，加朴硝1分及大黄3两下之。（《短剧方》云：葳蕤汤治冬温及春月中风，伤寒则发热头脑痛，咽喉干，舌强胸内疼，心胸痞满，腰背强。）

【功用】　滋阴清热，止咳平喘。

【主治】　风温外感，症见咳嗽喘息、咽红疼痛、汗出体重、嗜睡、发热、脉浮数者。

【方义方解】　凡温热之邪，客于肺卫易致发热、咳喘、咽痛诸症，故方用麻黄、苦杏仁宣肺化痰，止咳平喘；配以生石膏清热透表，独活宣散，葳蕤、白薇滋阴清热，以防热邪伤阴，与石膏、独活相伍，一静一动，相互为用。青木香、川芎理气和血，舒畅气机；甘草调和诸药。诸药合用，共奏滋阴清热，止咳平喘之功。

君	葳蕤	滋补真阴，凉血养血
臣	白薇	清热凉血
	石膏	
佐	麻黄	宣降肺气而透邪平喘
	苦杏仁	
	独活	舒经活络，理气行血
	川芎	
	青木香	
使	甘草	清热解毒，调和诸药

【运用】

1. **辨证要点**　主要用于治疗温邪客于肺卫，发热咳喘之证。临床应用以外感咳嗽喘息、咽红疼痛、汗出体重、嗜睡、发热、脉浮数，为其辨证要点。

2. **加减化裁** 一般可去独活，加法半夏、陈皮、贝母之品，以增强化痰止咳之功。临证应用，可随症灵活加减。

3. **现代运用** 可用于感冒咳嗽、喘息性支气管炎、急慢性咽喉炎等病症。

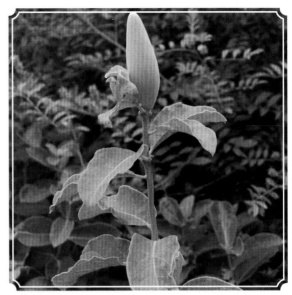

白薇

【方论精粹】

1. 张璐《张氏医通》："按千金葳蕤汤，乃长沙麻黄升麻汤之变方。为冬温咳嗽，咽干痰结，发热自利之专药。以冬时有非节之暖，则阳气不藏，少阴受病。故首推葳蕤之润燥、止咳为君；佐以白薇、青木香苦咸降泄。即春时伏气发温，更感于风之证，亦不出此。以葳蕤为少阴、厥阴二经之向导也；麻黄为发汗之重药，得石膏有分解寒热互结之功。倘病势较轻，不妨于中裁去麻黄、石膏、独活、川芎、苦杏仁等味，合以葱白、香豉之类，未为不可。如果热势纷斜，急需开泄者，麻黄、石膏又所必需，在用方者临病之权衡耳。"

2. 俞根初等《重订通俗伤寒论》："此方君以葳蕤，生津益气，内化厥阴火热，外通少阳风气；佐石膏以降逆满；独、芎、苦杏仁，佐麻黄以解郁蒸；得石膏之寒化，不独解表，兼能散火；甘草一味，专和麻、杏之性。如热伤津液无火者，麻、杏易入葱、豉以通阳郁；花粉以滋津液；喘急气上，芎、独亦勿轻试。"

3. 俞根初等《重订通俗伤寒论》："此方首推葳蕤之润燥止咳为君，臣以长沙麻杏石甘汤解寒热互结，佐以白薇、青木香苦咸降泄，使以独活、川芎辛散风热。偏热势较轻，去麻黄、石膏、独活、川芎等味，合以葱白、香豉可矣。如果热势郁盛，急需开泄者，麻黄、石膏又所必需，在用者临症之权衡耳。"

水解散

【方歌】

千金水解用麻黄，桂枝甘草大黄裹。
辛温解表兼清热，头痛壮热可煎尝。

【方源】 《备急千金要方·卷九伤寒方上·发汗散第四》："水解散治时行头痛，壮热一二日方。"

【组成】 麻黄4两，桂枝、甘草、大黄各2两。

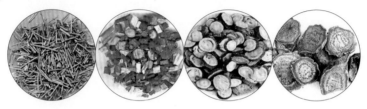

【用法】 上药共研为末，每服方寸匕，开水调下。也可改用饮片作汤剂水煎服，各药用量按常规剂量。

【功用】 辛温解表，清热通腑。

【主治】 外感风寒，里有实热，恶寒发热，头痛便秘。

【方义方解】 方中麻黄、桂枝辛温解表、发散风寒，大黄泻热通腑，甘草调和诸药，诸药共奏辛温解表、泻热通腑之功。

【运用】

1. **辨证要点** 临床应用以头痛发热、便秘，为其辨证要点。

2. **加减化裁** 如里热烦渴、咳喘气急，加石膏、苦杏仁；风寒感冒、多咳多痰，加半夏、苦杏仁、陈皮。

3. **现代运用** 常用于治疗风寒外感，发热头痛，大便秘结等病症。

【方论精粹】

吴昆《医方考》："瘟疫有直中而无传经，初起便有数经合病者，故发表攻里不嫌太早也。"

度瘴发汗青散

【方源】 《备急千金要方·卷九伤寒方上·发汗散第四》："度瘴发汗青散，治疗因伤寒而恶寒发热，头痛颈直，体疼发红。麻黄二两半，蜀椒、肉桂、乌头、干姜各一两六铢，吴茱萸、防风、桔梗、细辛、白术各一两。将以上十味药治择捣筛，然后制成散药，每次用温酒送服方寸匕，再盖被至出汗。如果出汗少或不得汗，就照旧再服药；但若出汗已足，而仍像以前一样发热头痛，说明是内实证，应该服秒豉丸或翟氏丸。如果服后偏头重的，可用适量药末塞入鼻孔内，每天三四遍必愈。此方可兼祛除时行病。"

【组成】 麻黄2两半，桔梗、细辛、吴茱萸、防风、白术各1两，乌头、干姜、蜀椒、肉桂各1两6铢。

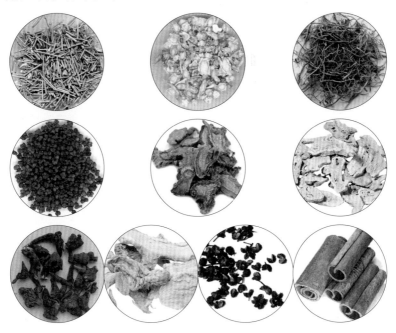

【用法】 上为末。温酒调服方寸匕，温覆取汗，汗出，止；若不得汗，汗少不解，复服如法；若得汗足，如故头痛发热，此为内实，当服秒豉丸或翟

氏丸；如得便头重者，可以二大豆许纳鼻孔中，觉燥，涕出，一日可三四度，
必愈。

【功用】 发汗解表，温里散寒。

【主治】 伤寒，赤色，恶寒发热，头痛项强，体疼，兼辟时行病。症见瑟
瑟恶寒、发热头痛、项强体痛等。

【方义方解】 方中麻黄、防风发汗解表，桔梗宣肺化痰、止咳平喘，细
辛、吴茱萸、乌头、干姜、蜀椒、肉桂共温里助阳、温经散寒，白术健脾益
气。诸药共用，发汗解表，温里散寒。

【方论精粹】

张璐《千金方衍义》："度瘴青散乃治山岚瘴气之方，虽用麻黄、辛、防、
桔透表发汗，全赖乌、桂、椒、姜、萸、术温中散邪，专为面赤戴阳而设。设
服之不应，头疼发热如故，此必内有实邪固，又为阳明病面合赤色，急需秒豉
丸迅扫中外，不当以面赤为虚阳上泛而致扼腕也。"

桔 梗

药材档案

【别名】白药、梗草、卢茹、苦梗、大药、苦菜根。

【来源】本品为桔梗科植物桔梗的干
燥根。

【性味归经】苦、辛，平。归肺经。

【功能主治】宣肺化痰，利咽，排脓。
用于咳嗽痰多，胸闷不畅，咽痛音哑，肺
痈吐脓。

【用量用法】内服：3～10克，煎服。

【使用注意】凡阴虚久咳及有咳血倾
向者均不宜用。

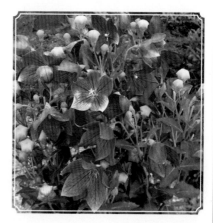

诏书发汗白薇散

【方源】 《备急千金要方·卷九伤寒方上·发汗散第四》："诏书发汗白薇散治伤寒三日不解者方。"

【组成】 白薇12铢，苦杏仁、贝母各18铢，麻黄1两8铢。

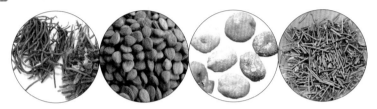

【用法】 上为细末，酒服方寸匕。亦作汤剂水煎服，用量按原方比例酌情增减。

【功用】 滋阴解表，宣肺止咳。

【主治】 素体阴虚，复感风寒，恶寒发热，头痛，咳嗽气喘，痰少，舌红苔白，脉浮紧，或浮而带数。

【方义方解】 本方中白薇滋阴清热，麻黄辛温发汗，宣肺平喘，配以为伍共奏滋阴解表之功；佐以贝母化痰止咳，苦杏仁降气止咳，合而成方，具有滋阴解表、止咳宣肺之功效。

【运用】

1. **辨证要点** 本方以咳喘痰少、恶寒发热、舌红苔白、脉浮紧为辨证要点。

2. **加减化裁** 如表证较重，加防风、葛根；阴虚较重，加玉竹、沙参、麦冬；咽部肿痛，加麦冬、天冬、玄参；咽痒咳嗽，加牛蒡子、前胡。

3. **现代运用** 常用于治疗咳嗽、感冒等。

【方论精粹】

张璐《千金方衍义》："此于麻黄汤中以白薇之苦泄易桂枝，贝母之甘寒易甘草，治伤寒三日不解，既散表邪，兼解内热，麻黄汤之变法也。"

桂枝石膏汤

【方源】 《备急千金要方·卷九伤寒方上·发汗汤第五》："桂枝石膏汤治伤寒三日外与前药不瘥脉势仍数者，阳气犹在经络未入脏腑方。"

【组成】 桂枝、黄芩、甘草2两，升麻、葛根、生姜各3两，芍药6两，石膏8两，栀子2～7枚。

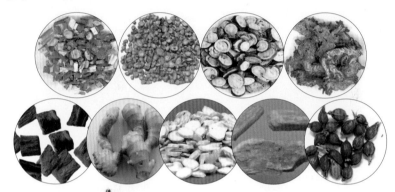

【用法】 上㕮咀。以水9升，煮取2升7合，分2次服，相去十里久。若前2服讫，即得汗后，服即停；不得汗，更进1服，得汗即止。不得汗者，明日去栀子，加麻黄2两，足水2升，再依方服。

【功用】 清热解表，调和营卫。

【主治】 伤寒忽发肿，或着四肢，或在胸背，虚肿浮如吹状，亦着头面唇口颈项，剧者偏着脚胫外如轴大而不痛不赤，着四肢者乃硬不遂，与五香麻黄汤不愈，阳气犹在经络，未入脏腑，脉势仍数者。

【方论精粹】

张璐《千金方衍义》："伤寒身发浮肿，服五香麻黄，脉数不除，阳邪犹在经络，故于桂枝汤中除去大枣之滞膈，加升麻、葛根以透表，石膏、栀子以化热，黄芩专散在表之标热也。倘服之不应，更进一服，仍不得汗，恐升、葛、桂枝力绵，不能胜芩、栀、石膏之过凉，于中裁去栀子，易入麻黄，便合大料桂枝二越婢一汤之法，以服前药，身肿尚未全愈，故大枣终非所宜，升、葛尚不可缺也。"

解肌升麻汤

【方源】 《备急千金要方·卷九伤寒方上·发汗汤第五》："解肌升麻汤治时气三四日不解。"

【组成】 升麻、芍药、石膏、麻黄、甘草各1两，苦杏仁30枚，贝齿2枚（一作贝母18铢）。

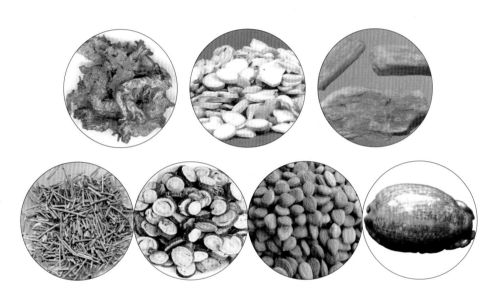

【功用】 时气三四日不解。

【主治】 上吹咀。以水3升，煮取1升，尽服。温覆发汗便愈。

【方论精粹】

张璐《千金方衍义》："麻杏甘石汤本治发汗后汗出而喘无大热者，乃越婢汤之变方。此治时气三四日不解，亦用此汤加升麻以治疫瘴，芍药以护营血，贝齿以镇邪毒，取其咸润走血利水而镇摄时气之毒，非正伤寒例药也。"

解肌汤

【方源】 《备急千金要方·卷九伤寒方上·发汗汤第五》："解肌汤治伤寒温病方。"

【组成】 葛根4两,麻黄1两,黄芩、芍药、甘草各2两,大枣12枚。

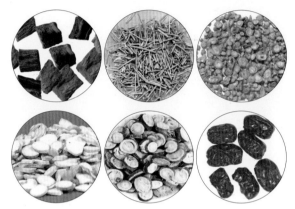

【用法】 水煎服。

【功用】 解表散邪,兼清里热。

【主治】 伤寒温病初起,邪在卫表,发热恶寒,头痛,无汗,或有汗不多,口干口苦,项背不舒,苔薄白,或黄白相间,脉浮数。

【方义方解】 本方中葛根甘辛平,入肺胃二经,轻清升散,善于解表散邪。麻黄辛温解表,发汗散邪。葛根与麻黄用量比为4:1,葛根是君药,麻黄是臣药,少用麻黄以助其散,不欲其温。再配黄芩苦寒清热,共奏辛凉解表之功。

【运用】

1. **辨证要点** 本方以头痛、口干而苦、发热恶寒、项背不舒、脉浮数为辨证要点。

2. **加减化裁** 如里热重,加石膏、知母;表热重,加金银花、连翘;咽痛,加山豆根、玄参、桔梗;咳嗽,加苦杏仁、前胡。

3. **现代运用** 常用于治疗感冒、流感等。

承气汤（一）

【方源】 《备急千金要方·卷九伤寒方上·宜下第八》："承气汤方。"

【组成】 枳实5枚，大黄4两，芒硝半升，甘草2两。

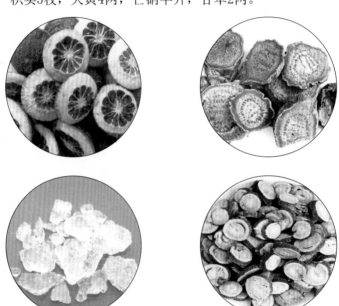

【用法】 上哎咀。以水5升，煮取3升，适寒温分3服，如人行5里一服。取下利为度，若不得利尽服之。

【主治】 少阴病得之2~3日，口燥咽干者。少阴病得之6~7日，腹满不大便者。下血。

【方论精粹】

张璐《千金方衍义》："变大承气为调胃承气，专取甘草通调之力以缓硝、黄之急也。更加枳实于调胃承气方中，较大承气中厚朴，虽辛温、辛苦不同，而泄满之功则一。"

芦根饮子

【方歌】

> 芦根饮治病后哕，竹茹生姜粳米会。
> 病后余热留上焦，甘寒益胃斯为贵。

【方源】 《备急千金要方·卷十伤寒方下·伤寒杂治第十》："芦根饮子治伤寒后呕秽反胃及干呕不下食。"

【组成】 生芦根（切）、竹茹各1升，生姜3两，粳米3合。

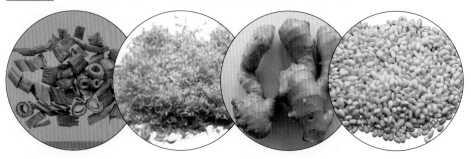

【用法】 水煎服。随便饮，不瘥（病愈），重作取瘥。

【功用】 和胃止呕。

【主治】 伤寒后干呕不食。

【方论精粹】

1. 汪昂《医方集解》："此足太阴、阳明药也。芦根甘寒，降伏火，利小水；竹茹甘寒，除胃热、清燥金；生姜辛温，祛寒饮、散逆气，二者皆能和胃，胃和则呕止；加粳米者，亦藉以调中州也。"

2. 费伯雄《医方论》："此治热郁胃中、作呕作吐则可。若云治寒冷伤胃，则予不敢深信。"

百合地黄汤

【方歌】

> 不经汗下吐诸伤，形但如初守太阳。
> 地汁一升百合七，阴柔最是化阳刚。

【方源】 《备急千金要方·卷十伤寒方下·百合第十二》："百合地黄汤治百合病始不经发汗吐下，其病如初者方。"

【组成】 百合7枚（擘），生地黄汁1升。

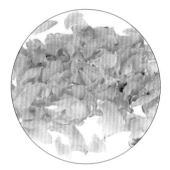 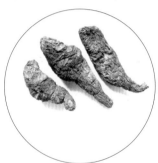

【用法】 以水浸洗百合一宿，去其水；再以泉水4升，煎取2升，去滓；入地黄汁，煎取3升，分温再服。中病勿更服。

【功用】 滋阴清热，补益心肺。

【主治】 百合病，阴虚内热，神志恍惚，沉默寡言，如寒无寒，如热无热，时而欲食，时而恶食，口苦，小便赤。

【方义方解】 方中百合色白入肺，养肺阴而清气热；生地黄色黑入肾，益心营而清血热；泉水清热利小便。诸药合用，心肺同治，阴复热退，百脉因之调和，病可自愈。

【运用】

1. **辨证要点** 本方为治疗百合病的常用方，临床应用当以心神不安，饮食行为失调、口苦、小便赤、脉微数为辨证要点。

2. **现代运用** 常用于神经官能症、癔症、自主神经功能紊乱，更年期综合征、肺结核等属心肺阴虚内热者。临床研究表明，百合地黄汤在一定浓度时有抑制肿瘤的作用。

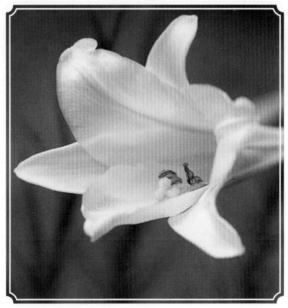

百合

3. **加减化裁** 若兼瘀浊闭塞清澈之脏证，可加胆南星、石菖蒲、郁金、茯神等；若肺燥或肺热咳嗽者，加麦冬、沙参、贝母、甘草等润肺止咳；心神不安者，加夜交藤、炒酸枣仁等宁心安神。

4. **注意事项** "大便当如漆"，为服药后大便呈黑色，为地黄本色，停药后即可消失，不必惊惧。实热者不宜使用。

【方论精粹】

1.张璐《千金方衍义》："百合病若不经发汗、吐、下，而血热自汗，用百合为君，安心补神，能去中热，利大小便，导涤痰积；但佐生地黄汁以凉血，血凉则热毒解而蕴结自行，故大便当去恶沫也。"

2.尤怡《金匮要略心典》："百合色白入肺，而清气中之热。地黄色黑入肾，而除血中之热，气血即治，百脉俱清，虽有邪气，亦必自下；服后大便如漆，则热除之验也。"

百合洗方

【方源】 《备急千金要方·卷十伤寒方下·百合第十二》："治百合病经月不解变成渴者方。"

【组成】 百合根1升。

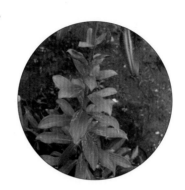

【用法】 以水1斗渍一宿，以汁先洗病患身，后食白汤饼，勿与盐豉也，渴不瘥，可用天花粉并牡蛎等份为散，饮服方寸匕，1日3次。

【主治】 百合病经月不解变成渴者。

【方论精粹】

1. 张璐《千金方衍义》："病无经络可分，百脉一宗致病，故名百合。其病虽有上、中、下三焦之别，皆由伤寒虚劳大病后，虚火扰其血脉所致。治法咸用百合为君，以安心补神，能去血中之热，利大小便，导涤痰积，然必鲜者方克有济。其经月不解，百脉内壅，津液外泄而成渴者，则用百合洗之，一身之脉皆得通畅，而津液行，渴自止。勿食盐豉者，以味咸能凝血也。"

2. 王泰林《退思集类方歌注》："皮毛为肺之合，外洗皮毛，亦可内除其渴。洗已，食煮饼，勿啖咸豉，恐咸味耗水而增渴也。"

狐惑汤

【方源】 《备急千金要方·卷十伤寒方下·伤寒不发汗变成狐惑第十三》："治狐惑病方。"

【组成】 黄连、罗勒各4两。

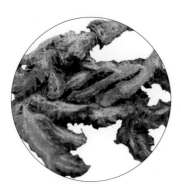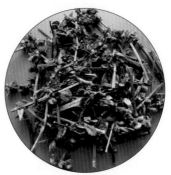

【用法】 上㕮咀。白酢浆1斗渍之1宿，煮取2升，分为3服。

【主治】 狐惑病，其气如伤寒，默默欲眠，目不得闭，起卧不安，并恶食饮，不欲食，闻食臭其面目翕赤、翕白、翕黑，毒食于上者则声喝（一作嗄）也，毒食下部者则干咽也。

【方论精粹】

张璐《千金方衍义》："黄连，即泻心汤中专主；佐以薰草（罗勒），专辟恶气，即泻心汤中干姜之意；煮用酢浆，专收湿化之虫。味少力专，其功不在泻心之下耳。"

半夏汤（四）

【方源】 《备急千金要方·卷十伤寒方下·伤寒发黄第十四》："半夏汤治酒癖荫胸，心胀满，骨肉沉重，逆害饮食，乃至小便赤黄，此根本虚劳风冷，饮食冲心，由脾胃内痰所致方。"

【组成】 半夏1升，生姜、黄芩、茵陈、当归各1两，前胡、枳实、甘草、大戟各2两，茯苓、白术各3两。

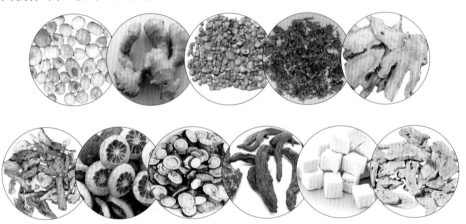

【用法】 上㕮咀。以水1斗，煮取3升，分3服。

【功用】 行气化湿。

【主治】 酒癖荫胸，心胀满，骨肉沉重，逆害饮食，乃至小便赤黄。

【方论精粹】

　　张璐《千金方衍义》："茯苓丸治胸中寒饮，故用蜀椒、干姜；半夏汤治胃中热痰，故用黄芩、生姜。此方中前胡、甘草则前方苦杏仁之意，此方中大戟即前方甘遂之意，其余则两方并用，总皆健运中气之品，中气健运虽根本，虚劳药无不应，酒疸无容留之患矣。"

大茵陈汤

【方源】　《备急千金要方·卷十伤寒方下·伤寒发黄第十四》："大茵陈汤治内实热盛发黄，黄如金色，脉浮大滑实紧数者。夫发黄多是酒客劳热，食少胃中热，或温毒内热者，故黄如金色方。"

【组成】　茵陈、黄柏各1两半，大黄、白术各3两，黄芩、天花粉、甘草、茯苓、前胡、枳实各1两，栀子20枚。

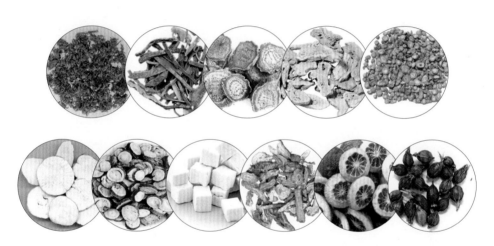

【用法】　上㕮咀。以水9升，煮取3升，分3服。得快下，休息3～4日，更治之。

【主治】　内实热盛发黄，黄如金色，脉浮大滑实紧数者。

【方论精粹】

　　张璐《千金方衍义》："发黄本乎湿热，湿热本乎脾虚。此以枳、术、苓、甘加入茵陈蒿汤中，助脾逐湿；佐以前胡、瓜蒌下气通津，黄柏、黄芩燥湿清火，皆本经治诸热黄疸之专药。较茵陈蒿功力倍常，因以大字衔之。"

芒硝散

【方源】 《备急千金要方·卷十伤寒方下·伤寒发黄第十四》："治急黄热气骨蒸两目赤脉方。"

【组成】 大黄1两半（末），生地黄汁8合，芒硝1两。

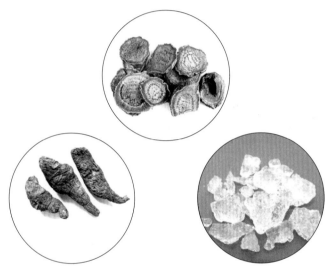

【用法】 上3味合和。每服5合，日2次，以利为度。

【主治】 急黄，热气骨蒸，两目赤脉。

【方论精粹】

张璐《千金方衍义》："疸发而见骨蒸，似乎虚象，以病起于急，属实何疑？其两目脉赤，又为血热之验。故于《金匮》大黄硝石汤中裁去黄柏、栀子之苦寒，加入生地黄汁，专化血脉之滞也。"

甘草汤(五)

【方源】　《备急千金要方·卷十伤寒方下·温疟第十五》："治心热为疟不止，或止后热不歇，乍来乍去，令人烦心，甚欲饮清水，反寒多不甚热者。"

【组成】　甘草1两，蜀漆3两，常山、鳖甲各4两，石膏5两，淡豆豉1升，栀子3～7枚，乌梅3～7枚，淡竹叶切2升。

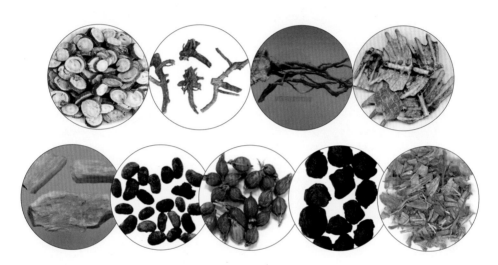

【用法】　上㕮咀。以水9升，煮取3升，分3服。

【主治】　心热为疟不止，或止后热不歇，乍来乍去，令人烦心，甚欲饮清水，反寒多不甚热者。

【方论精粹】

张璐《千金方衍义》："五脏之疟皆在于经，而诸经见证虽各不同，其主治之用总以恒山、蜀漆为破的之金錍。热在于心，令人烦心欲饮清水，又须竹叶、栀子为引，以清发渴之热。"

麻黄汤（五）

【方源】　《备急千金要方·卷十伤寒方下·温疟第十五》："麻黄汤治疟须发汗方。"

【组成】　麻黄、天花粉、大黄各4两，甘草1两。

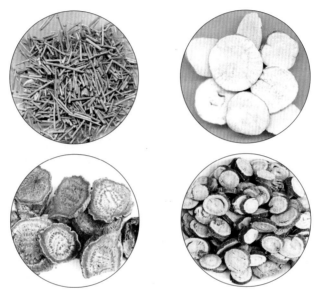

【用法】　上㕮咀。以水7升，煮取2升半，分为3服，未发前，食顷各服1次，临发服1次。服后皆厚覆取汗。

【主治】　疟疾须发汗者。

【方论精粹】

张璐《千金方衍义》："疟宜发汗，必壮热脉实，不得不用麻黄急开肌表以泄外淫之邪；更审便溺燥结，又不得不用大黄并疏里气以通内蕴之滞。麻黄力猛，甘草和之；大黄性暴，天花粉濡之，方得兼济之妙。服后厚覆取汗，必非夏秋时疟治例，即当寒月，苟非北方禀赋之强亦难效用，用方者不可不审，反归咎于立方之过也。"

大五补汤

【方源】 《备急千金要方·卷十伤寒方下·温疟第十五》："大五补汤治时行后变成瘴疟方。"

【组成】 肉桂30铢，远志、桔梗、川芎各2两，茯苓、生地黄、芍药、人参、白术、当归、黄芪、甘草各3两，竹叶5两，大枣20枚，枸杞根1斤，生姜1斤，半夏、麦冬各1升。

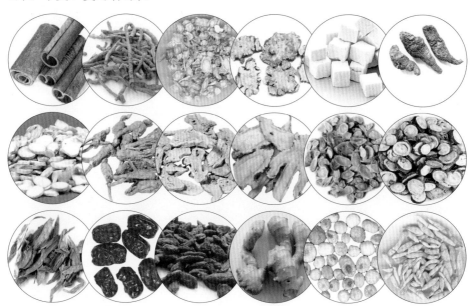

【用法】 上18味㕮咀，以水3斗煮竹叶、枸杞子取2斗，次纳诸药煎取6升，分6服，一日一夜令尽。

【主治】 时行后变成瘴疟。

【方论精粹】

张璐《千金方衍义》："方下所主时行后变成瘴疟，瘴则山岚嶂气，非由变成。详方中诸药一皆调补之味，又非治瘴之品，此必瘵字误刊瘴字，亥豕相似之故耳。"

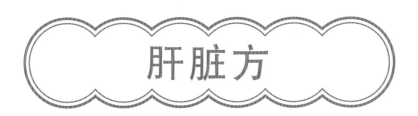

肝脏方

补肝汤

【方源】 《备急千金要方·卷十一肝脏方·肝虚实第二》："补肝汤方治肝气不足，两胁下满，筋急不得大息，四肢厥冷，发抢心腹痛，目不明了，及妇人心痛，乳痈，膝热，消渴，爪甲枯，口面青者。"

【组成】 甘草、肉桂、山茱萸各1两，细辛、桃仁、柏子仁、茯苓、防风各2两，大枣24枚。

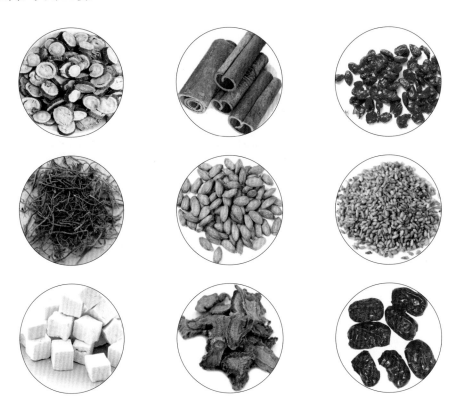

【用法】 上咬咀。以水9升，煮取5升，去滓，分3次服。

【主治】 肝气不足，两胁下满，筋急不得太息，四肢厥冷，抢心腹痛，目不明了，及妇人心痛，乳痛，膝热消渴，爪甲枯，口面青者。

【方论精粹】

张璐《千金方衍义》："肝为风木之脏，动则生火，静则生风，动者实而静则虑也。山萸、肉桂专补肝虚下脱，防风、细辛、柏仁专散虚风内动，然非山萸不能敛固于下，非肉桂不能鼓运于中。故欲杜虚风，须培疆土，苓、甘、大枣意在培土。尤赖防风、肉桂之风力运动，则土膏发育，木泽敷荣。桃仁一味协济肉桂，流通血脉，调适妇人经候之要着也。"

山茱萸
药材档案

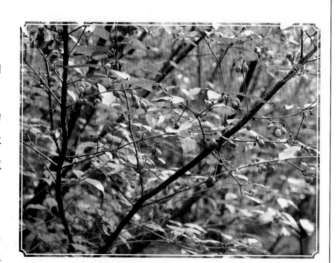

【别名】药枣、枣皮、萸肉、山萸肉、蜀酸枣、天木籽、山芋肉、实枣儿。

【来源】本品为山茱萸科落叶小乔木植物山茱萸的干燥成熟果肉。

【性味归经】酸、涩，微温。归肝、肾经。

【功能主治】补益肝肾，收涩固脱。用于眩晕耳鸣，腰膝酸痛，阳痿，遗精，遗尿尿频，妇人崩漏，带下清冷，大汗虚脱，内热消渴。

【用量用法】内服：6～12克，煎服。止汗固脱可大剂量应用，30～60克。

【使用注意】本品酸涩收敛，实邪、湿热证不宜用。

补肝酒

【方源】 《备急千金要方·卷十一肝脏方·肝虚实第二》："补肝酒治肝虚寒，或高风眼泪等杂病，酿松膏酒方。"

【组成】 松脂10斤。

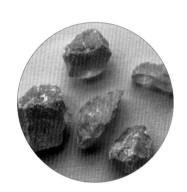

【用法】 上细锉，以水淹浸7日煮之，细细接取上臂，水竭更添之，脂尽更水煮如前；烟尽去火停冷，脂当沉下，取1斤，酿米1石，水7斗，好曲末2斗，如家常酿酒法，仍冷沉下；饭封100日，脂、米、曲并消尽，酒香满1室。细细饮之。此酒须1倍加曲。

【功用】 补肝祛寒。

【主治】 肝虚寒，或高风眼泪等杂病。

【方论精粹】

张璐《千金方衍义》："松脂坚劲而善祛风，肝虚风湿内袭，故用其膏酿酒，以祛宿昔之风。"

防风补煎

【方源】 《备急千金要方·卷十一肝脏方·肝虚实第二》："防风补煎方治肝虚寒，目脘脘视物不明，谛视生花。"

【组成】 防风、细辛、川芎、白鲜皮、独活、甘草各3两，陈皮2两，大枣3～7枚，淡竹叶（切）1斗，蜜5合。

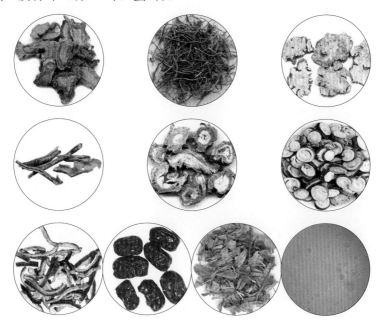

【用法】 上㕮咀。以水1斗2升，先煮9味，取4升，去滓，下蜜，更煎两沸，分4服，日3夜1。若五六月，以燥器贮，冷水藏之。

【主治】 肝虚寒，视物不明，谛视生花。

【方论精粹】

张璐《千金方衍义》："防风、白鲜皮、竹叶上散头目诸风，细辛、独活、川芎下通肾肝之结，甘草、橘皮、蜂蜜、大枣培土以御木邪之下陷也。"

五加皮酒

【方歌】

> 五加皮酒薏苡仁，枳刺猪椒丹参皮。
> 芎姜秦椒通草桂，归雄甘草火麻仁。

【方源】 《备急千金要方·卷十一肝脏方·筋极第四》："治筋虚极、筋痹，好悲思，颜色苍白，四肢嘘吸，脚手拘挛，伸动缩急，腹中转痛，五加酒方。"

【组成】 五加皮1斤，炒枳刺2升，火麻仁3升，两面针（猪椒）根皮、丹参各8两，肉桂、甘草、当归各3两，白鲜皮、秦椒、通草、炮天雄各4两，干姜、川芎各5两，薏苡仁半升。

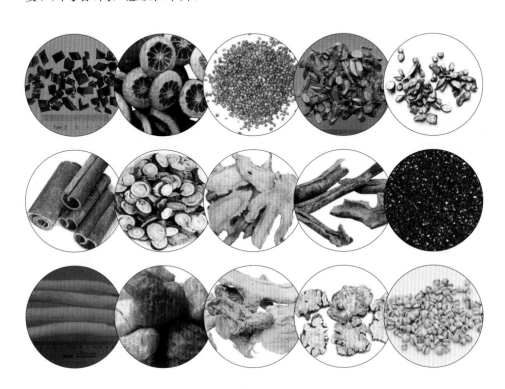

【用法】 上15味咬咀，以绢袋盛，清酒4斗渍，春夏四日，秋冬六七日。初服六七合，稍稍加，以知为度。

【功用】 温散寒湿，活血止痛。

【主治】 筋痹，症见四肢拘挛、遇寒加剧。

【方义方解】 方用五加皮、薏苡仁、白鲜皮祛除风湿，配以天雄、肉桂、秦椒、炮姜温经散寒，佐以当归、川芎、丹参活血通痹。猪椒清热，为反佐药；枳刺理气，通草利水，火麻仁润通，甘草调和诸药，妙在白酒温经以助药力直达病所。诸药合用，共奏温散寒湿，活血止痛之功。

【运用】

1. **辨证要点** 主要用于治疗筋痹拘挛疼痛。临床应用以寒湿痹痛、拘挛不利、遇寒加剧，为其辨证要点。

2. **现代运用** 可用于类风湿性关节炎、风湿性关节炎、腰肌劳损、陈旧性损伤等病症。

3. **注意事项** 本品药性辛燥温热，非属寒湿者，或阴虚火旺者，不宜服用。孕妇忌服。

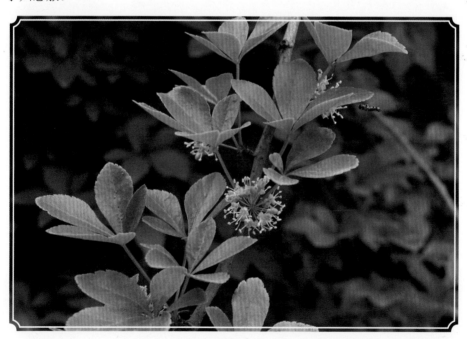

五加皮

紫雪

【方歌】

> 紫雪羚牛朱朴硝，硝磁寒水滑石膏。
> 丁沉木麝升玄草，不用赤金法亦超。

【方源】 《千金翼方》卷18：只差滑石1味，余皆相同，主治"金石毒发猛热"。黄金用量为1斤。

【组成】 石膏、寒水石、滑石、磁石各3斤，水牛角（浓缩粉）、羚羊角屑、沉香、青木香各5两，玄参、升麻各1斤，甘草（炙）8两，丁香1两，芒硝（制）10斤，硝石（精制）4升，麝香5分，朱砂3两，黄金100两。

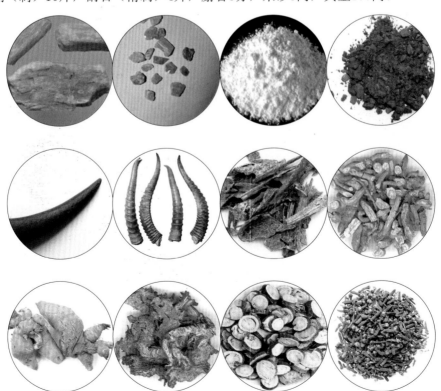

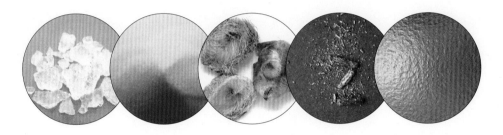

【用法】 以水1斛，先煮5种金石药，得4斗，去滓后，内8物，煮取1斗5升，去滓。取硝石4升，芒硝亦可，用朴硝精者10斤投汁中，微炭火上煮，柳木篦搅勿住手，有7升，投在木盆中，半日欲凝，内成研朱砂3两，细研麝香5分，内中搅调，寒之二日成霜雪紫色。病人强壮者，一服二分（1.5～3克），当利热毒；老弱人或热毒微者，一服一分（1～2克），以意节之。

【功用】 清热开窍，息风止痉。

【主治】 热邪内陷心包及热盛动风证。高热烦躁，神昏谵语，痉厥，斑疹吐衄，口渴引饮，唇焦齿燥，尿赤便秘，舌红绛苔干黄，脉数有力或弦数，以及小儿热盛惊厥。

【方论精粹】

1.吴鞠通《温病条辨》："诸石利水火而通下窍，磁石、元参补肝肾之阴，而上济君火，犀角、羚羊角泻心、胆之火，甘草和诸药而败毒，且缓肝急。诸药皆降，独用一味升麻，盖欲降先升也。诸香化秽浊，或开上窍，或开下窍，使神明不致坐困于浊邪而终不克复其明也。丹砂色赤，补心而通心火，内含汞而补心体，为坐镇之用。诸药用气，硝独用其质者，以其水卤结成，性峻而易消，泻火而散结也。"

2.费伯雄《医方论》："清火解毒。清神辟秽，色色俱备，治瘟疫热毒瘴气极佳。"

【方义方解】 方中石膏、寒水石、滑石大寒清热泻火，除烦止渴；水牛角清心凉血，解毒安神；羚羊角凉肝息风止痉；麝香芳香开窍。以上共为君药，臣以玄参、升麻、甘草清热解毒，玄参并能养阴生津；朱砂、磁石重镇安神；木香、丁香、沉香宣通气机；芒硝、硝石泻热通便。诸药共奏清热解毒，止痉开窍之功。

【方解】

水牛角 —— 清心热，凉血解毒
羚羊角 —— 凉肝息风止痉
麝香 —— 开窍醒神
　　⎫为热传心肝两经之良剂⎫清心凉肝，开窍息风

生石膏、寒水石、滑石 —— 大寒清热

玄参、升麻 —— 清热解毒，且玄参能养阴生津，升麻清热透邪

木香、丁香、沉香 —— 行气通窍，与麝香配伍，以增强开窍醒神之功

朱砂、磁石 —— 重镇安神

芒硝、硝石 —— 泄热散结，釜底抽薪，使邪热从肠腑下泄

甘草 —— 益气安中，调和诸药，以防寒凉碍胃之弊

黄金 —— 镇心安神

【运用】

1. **辨证要点**　本方为治疗热闭心包，热盛动风证的常用方。临床应用以高热烦躁，神昏谵语，痉厥，舌红绛，脉数实为辨证要点。

2. **加减化裁**　伴见气阴两伤者，宜以生脉散煎汤送服本方，或本方与生脉注射液同用，以防其内闭外脱。

3. **现代运用**　本方常用于治疗各种发热性感染性疾病，如流行性脑脊髓膜炎、乙型脑炎的极期、重症肺炎、猩红热、化脓性感染等疾患的败血症期，肝昏迷以及小儿高热惊厥、小儿麻疹热毒炽盛所致的高热神昏抽搐。

4. **注意事项**　本方服用过量有损伤元气之弊，甚者可出现大汗、肢冷、心悸、气促等症，故应中病即止。孕妇禁用。

胆腑方

温胆汤

【方歌】

> 温胆汤中半夏草，枳竹橘皮加生姜。
> 虚烦不眠舌苔腻，此系胆虚痰热扰。

【方源】 《备急千金要方·卷十二胆腑方·胆虚实第二》："治大病后虚烦不得眠，此胆寒故也，宜服之方。"

【组成】 半夏、竹茹、枳实各2两，陈皮3两，甘草1两，生姜4两。

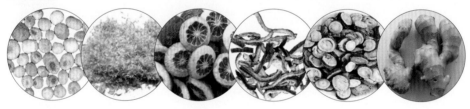

【用法】 上6味，切碎，以水8升煮取2升，去滓，分3次温服。

【功用】 燥湿化痰，清热除烦。

【主治】 胆经虚热或痰热上扰所致之虚烦不得眠，惊悸、胸闷、口苦、呕吐等症。

【方义方解】 本方名为"温胆"，实为清胆和胃之剂。方中半夏降逆和胃，燥湿化痰为君；竹茹清热化痰，止呕除烦，枳实行气消痰，使痰随气下为臣；橘皮理气燥湿为佐；姜、甘草益脾和胃，协调诸药为使。诸药合用，共奏理气化痰、清胆和胃之效。

【运用】

1. **辨证要点**　临床应用以心烦不寐，眩悸呕恶，苔白腻，脉弦滑为辨证要点。

2. **加减化裁**　若心热烦甚者，加黄连、栀子、淡豆豉以清热除烦；失眠者，加琥珀粉、远志以宁心安神；惊悸者，加珍珠母、生牡蛎、生龙齿以重镇定惊；呕吐呃逆者，酌加紫苏叶或紫苏梗、枇杷叶、旋覆花以降逆止呕；眩晕，可加天麻、钩藤以平肝息风；癫痫抽搐，可加胆南星、钩藤、全蝎以息风止痉。

3. **现代运用**　本方常用于神经官能症、急慢性胃炎、消化性溃疡、慢性支气管炎、梅尼埃病、更年期综合征、癫痫等属胆郁痰扰者。

【方论精粹】

1. 张璐《张氏医通》："胆之不温，由于胃之不清，停蓄痰涎，沃于清净之府，所以阳气不能条畅而失温和之性。故用二陈之辛温以温胆涤涎，涎聚则脾郁，故加枳实、竹茹以化胃热也。"

2. 吴谦等《医宗金鉴·删补名医方论》："胆为中正之官，清静之府，喜宁谧，恶烦扰；喜柔和，恶壅郁。盖东方木德，少阳温和之气也。若病后，或久病而宿有痰饮未消，胸膈之余热未尽，必致伤少阳之和气，以故虚烦惊悸者，中正之官，以熇蒸而不宁也。热呕吐苦者，清静之府，以郁炙而不谧也。痰气上逆者，木家挟热而上升也。方以二陈治一切痰饮，加竹茹以清热，加生姜以止呕，加枳实以破逆，相济相须，虽不治胆而胆自和，盖所谓胆之痰热去故也。命名温者，乃谓温和之温，非谓温凉之温也。若谓胆家真畏寒而怯而温之，不但方中无温胆之品，且更有凉降之药也。"

3. 王子接《绛雪园古方选注》："温胆汤，膈腑求治之方也。热入足少阳之本，胆气横逆，移于胃而为呕，苦不眠，乃治手少阳三焦，欲其旁通胆气，退热为温，而成不寒不燥之体，非以胆寒而温之也。用二陈专和中焦胃气，复以竹茹清上焦之热，枳实泄下焦之热，治三焦而不及于胆者，以胆为生气所从出，不得以苦寒直伤之也。命之曰温，无过泄之戒辞。"

半夏千里流水汤

【方源】 《备急千金要方·卷十二胆腑方·胆虚实第二》："半夏千里流水汤治胆腑实热精神不守泻热方。"

【组成】 半夏、宿姜各3两，黄芩1两，生地黄5两，远志、茯苓各2两，秫米1升，酸枣仁5合。

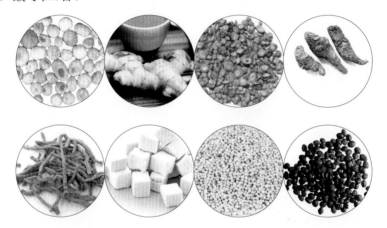

【用法】 以千里长流水5升煮秫米，令蟹目沸扬之千余遍，澄清，取9升煮药，取3升半，分3服。

【功用】 养血运脾，清肝泄热。

【主治】 胆腑实热，精神不守，腹中气满，饮食不下，咽干头重，洒洒恶寒，两胁胀痛。

【方论精粹】

张璐《千金方衍义》："实则邪气之凑，热则阳气之并。《千金》半夏千里流水汤本乎《灵枢》治阳气盛满不得入于阴，阴虚则目不暝，故用半夏涤除痰涎，秫米滋培气化，加宿姜、茯苓佐上二味洁净胆腑，生地黄滋水制阳，枣仁敛津化热，黄芩外疏风木，远志内通壮火，逐流水以下趋，是可无借苇薪之炊矣。"

胶艾散

【方源】 《备急千金要方·卷十二胆腑方·吐血第六》："治上焦热膈伤、吐血、衄血或下血连日不止欲死并主之方。"

【组成】 艾叶1升，阿胶如手掌大，竹茹1升，干姜2两（1方无竹茹，加干姜成7两）。

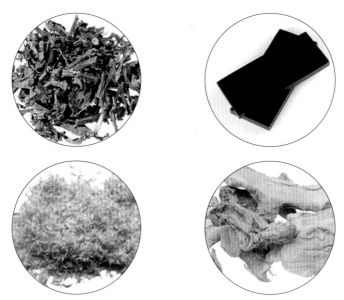

【用法】 上哎咀。以水3升，煮取1升，去滓，纳马通汁半升，煮取1升，顿服之。

【主治】 上焦热，膈伤，吐血、衄血或下血连日不止。

【方论精粹】

张璐《千金方衍义》："吐衄日久，亡脱已多，非姜、艾、阿胶温补之剂，不能助马通搜逐之功；竹茹1味，专散膈上浮热也。血虚发热，而脉脱无阳，不但竹茹禁用，必加干姜方得固脱之力。"

犀角地黄汤

【方歌】

> 犀角地黄芍药丹，血热妄行吐衄斑。
> 蓄血发狂舌质绛，凉血散瘀病可痊。

【方源】　《千金方·卷十二胆腑方·吐血第六》："犀角地黄汤，治伤寒及温病，应发汗而不汗之内蓄血者，及鼻衄吐血不尽，内余瘀血，面黄，大便黑，消瘀血方"。

【组成】　犀牛角(水牛角代)1两，生地黄8两，芍药3两，牡丹皮2两。

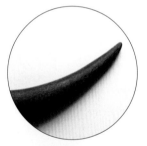
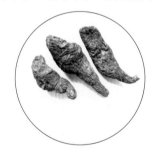
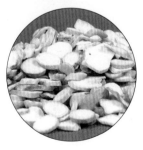
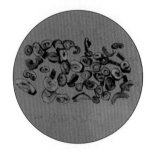

【用法】　作汤剂，水煎服，水牛角镑片先煎，余药后下。

【功用】　清热解毒，凉血散瘀。

【主治】　热入血分证。

1. 热扰心神，身热谵语，舌绛起刺，脉细数。

2. 热伤血络，斑色紫黑、吐血、衄血、便血、尿血等，舌红绛，脉数。

3. 蓄血瘀热，喜忘如狂，漱水不欲咽，大便色黑易解等。

（本方常用于重症肝炎、肝昏迷、弥漫性血管内凝血、尿毒症、过敏性紫癜急性白血病、败血症等属血分热盛者。）

【方义方解】　本方治证由热毒炽盛于血分所致。心主血，又主神明，热入血分，一则热扰心神，致躁扰昏狂；二则热邪迫血妄行，致使血不循经，溢出脉外而发生吐血、衄血、便血、尿血等各部位之出血，离经之血留阻体内又可出现发斑、蓄血；三则血分热毒耗伤血中津液，血因津少而浓稠，运行涩滞，渐聚成瘀，故舌紫绛而干。此际不清其热则血不宁，不散其血则瘀不去，不滋其阴则火不熄，正如叶天士所谓"入血就恐耗血动血，直须凉血散血"。治当以清热解毒，凉血散瘀为法。

方用苦咸寒之犀牛角（水牛角代）为君，凉血清心而解热毒，使火平热降，毒解血宁。臣以甘苦寒之生地，凉血滋阴生津，一以助犀牛角（水牛角代）清热凉血，又能止血；一以复已失之阴血。用苦微寒之赤芍与辛苦微寒之牡丹皮共为佐药，清热凉血，活血散瘀，可收化斑之功。四药相配，共成清热解毒，凉血散瘀之剂。本方配伍特点是凉血与活血散瘀并用，使热清血宁而无耗血动血之虑，凉血止血又无冰伏留瘀之弊。

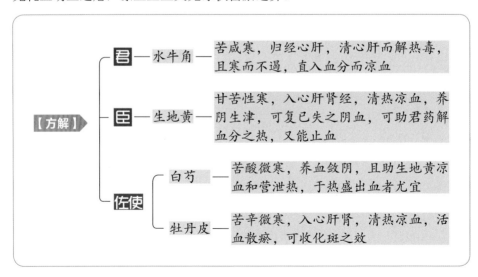

【方解】

君 ── 水牛角 ── 苦咸寒，归经心肝，清心肝而解热毒，且寒而不遏，直入血分而凉血

臣 ── 生地黄 ── 甘苦性寒，入心肝肾经，清热凉血，养阴生津，可复已失之阴血，可助君药解血分之热，又能止血

佐使 ── 白芍 ── 苦酸微寒，养血敛阴，且助生地黄凉血和营泄热，于热盛出血者尤宜

佐使 ── 牡丹皮 ── 苦辛微寒，入心肝肾，清热凉血，活血散瘀，可收化斑之效

【方论精粹】

1. 王海藏《此事难知》："血分三部，药有重轻。犀角地黄汤治上血，如吐衄之类；桃核承气汤治中血，如血蓄中焦，下痢脓血之类；抵当汤治下血，如蓄血如狂之类。"

2. 赵养葵《邯郸遗稿》："犀角地黄汤，乃衄血之的方。盖鼻衄之血，从任督而至巅顶，入鼻中。唯犀角能下入肾水，引地黄滋阴之品，由督脉而上，故为对证。若阴虚火动，吐血与咳咯，可借用成功。"

3. 汪昂《医方集解》："血属阴本静，因诸经血逼，遂不安其位而妄行。犀角大寒，解胃热而清心火；芍药酸寒，和阴血而泻肝火；牡丹皮苦寒，泻血中伏火；生地黄大寒，凉血而滋水，以平诸经之僭逆也。"

4. 吴仪洛《成方切用》："心生血，生地黄所以凉心血；肝藏血，白芍所以和肝血；火能载血，牡丹皮所以去血中之伏火；热能动血，生犀角所以解诸经之热。"

生地黄

药材档案

【别名】地黄、鲜生地、山菸根。

【来源】本品为玄参科植物地黄的新鲜或干燥块根。

【性味归经】鲜地黄甘、苦，寒。归心、肝、肾经。生地黄甘，寒。归心、肝、肾经。

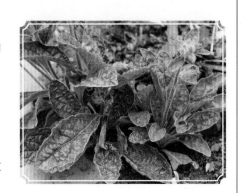

【功能主治】鲜地黄清热生津，凉血，止血，用于热病伤阴，舌绛烦渴，温毒发斑，吐血，衄血，喉痹，咽痛。生地黄清热凉血，养阴生津，用于热入营血，温毒发斑，吐血，衄血，热病伤阴，舌绛烦渴，津伤便秘，阴虚发热，五心烦热，骨蒸劳热，内热消渴。

【用量用法】内服：鲜地黄 12 ~ 30 克，生地黄 10 ~ 15 克，煎服。

【使用注意】本品性寒滞腻，脾虚腹满便溏及胸闷食少者不宜用。

三物备急汤

【方歌】

> 三物备急巴豆研，干姜大黄不需煎。
> 猝然腹痛因寒积，速投此方急救先。

【方源】　《备急千金要方·卷十二胆腑方·万病丸散第七》："司空裴秀为散用治心腹卒暴百病方。"

【释名】　饮食不调，食停肠胃，以致上焦不行，下脘不通，为卒起暴急寒实之病，非速投本方，不能获效，方名"备急"，即是此意。

【组成】　大黄、干姜、巴豆（去皮心，熬，外研如脂）各等份。

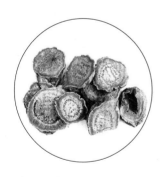
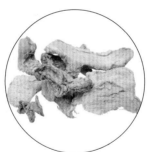
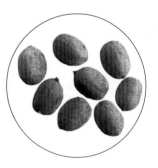

【用法】　上药共为散，成人每服0.6～1.5克，小儿酌减，用米汤或温开水送下；若口噤不开者，可用鼻饲法给药。

【功用】　攻逐寒积。

【主治】　寒实腹痛。卒然心腹胀痛，痛如锥刺，气急口噤，大便不通。

【方义方解】　本证由于食寒饮冷，阻滞中焦，以致气机痞塞，升降失常，故用巴豆峻下寒结，以通其闭，干姜温中散寒，以顾脾阳。若食成积，非用大黄之荡涤，否则不能消其食，故用大黄，攻积导滞，以推陈致新，并能监制巴豆辛热之毒。

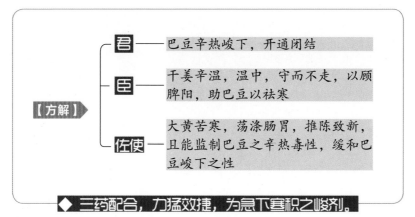

【方解】

君 —— 巴豆辛热峻下，开通闭结

臣 —— 干姜辛温，温中，守而不走，以顾脾阳，助巴豆以祛寒

佐使 —— 大黄苦寒，荡涤肠胃，推陈致新，且能监制巴豆之辛热毒性，缓和巴豆峻下之性

◆ 三药配合，力猛效捷，为急下寒积之峻剂。

【运用】

1. **辨证要点**　方专为寒实冷积，暴急之证而设。以猝然心腹胀痛，大便不通，苔白，脉沉实为证治要点。孕妇、年老体弱，以及暑热时疫所致的心腹疼痛，均当忌用。

2. **现代运用**　可用于食物中毒、急性单纯性肠梗阻属寒实内结者。

3. **注意事项**　本方重点在于攻除冷积，服后或吐或泻，务使邪去正安，所以方后云："当腹中鸣，吐下便瘥。若口噤，亦须折齿灌之。"

【方论精粹】

1. 吴昆《医方考》："饮食自倍，冷热不调，腹中急痛欲死者，急以此方主之。脾胃以饮食而养，亦以饮食而伤，故饮食自倍，填塞至阴，上焦不行，下脘不通，则令人腹痛欲死。经曰：升降息，则气立孤危，是也。以平药与之，性缓无益于治，故用大黄、巴豆夺门之将军以主之；佐以辛利之干姜，则其性益速而效益捷矣"。

2.《古方八法举隅》："本方取干姜以益其温，大黄以益其泻，巴豆即已暴悍，干姜、大黄愈助长其势焰，便可靡阴不消，靡坚不破。"

3. 汪昂《医方集解》："此手足阳明药也。大黄苦寒以下热结，巴豆霜辛热以下寒结，加干姜辛散以宣通之。三药峻厉，非急莫施，故曰备急。"

【备注】　方名之意，是因虽三药制为丸剂，但力猛效捷，可备寒实急证之用，故名三物备急丸。正如汪昂所说："三药峻厉，非急莫施，故曰备急。"

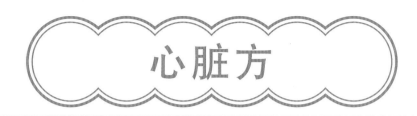

心脏方

茯苓补心汤

【方源】　《备急千金要方·卷十三心脏方·心虚实第二》："茯苓补心汤治心气不足，善悲愁恚怒，衄血，面黄烦闷，五心热，或独语不觉，咽喉痛，舌本强，冷涎出（一作汗出）。"

【组成】　茯苓4两，肉桂、甘草各2两，大枣20枚，紫石英、人参各1两，赤小豆14枚，麦冬3两。

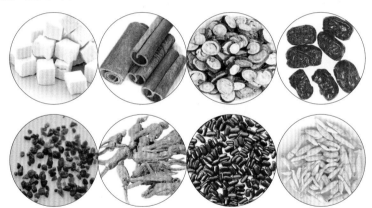

【用法】　上㕮咀。以水7升，煮取2升半，分3服。

【功用】　理气补血，温经散结。

【主治】　心气不足，善悲愁恚怒，衄血，面黄烦闷，五心热，或独语不觉，咽痛舌强，冷涎出，善忘恐，走不定，妇人崩中，面色赤。

【方论精粹】

　　张璐《千金方衍义》："人参、茯苓补手少阴气分；石英、肉桂补手少阴血分；甘草、大枣乃参、苓之匡佐；麦冬、赤小豆乃英、桂之报使，并开泄心包旺气，以疗喉舌诸疾；石英兼行足厥明，而主妇人崩中，以其能温经散结也。"

安心煮散

【方源】 《备急千金要方·卷十三心脏方·心虚实第二》："安心煮散治心热满烦闷惊恐方。"

【组成】 远志、白芍、宿姜各2两，茯苓、知母、紫菀、赤石脂、石膏、麦冬各42铢，肉桂、麻黄、黄芩各30铢，玉竹36铢，人参24铢，甘草10铢。

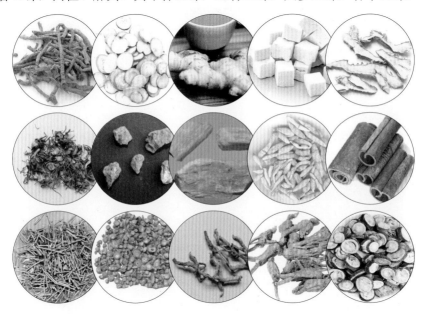

【用法】 上为粗散。先以水5升，淡竹叶1升，煮取3升，去滓，煮散1方寸匕，牢以绢裹煮，时动之，煎取8合为1服，日2次。

【主治】 心热满，烦闷惊恐。

【方论精粹】

张璐《千金方衍义》："此兼竹沥、茯神散二方之制，方中麻黄、远志、玉竹，即茯苓散中升麻、肉桂、麦冬之义，人参、甘草、黄芩，即竹沥汤中人参、白术、栀子之义，三方合，究其微，则滋中寓清，清中寓散，散中寓清之法。"

茯神煮散

【方源】 《备急千金要方·卷十三心脏方·心虚实第二》："茯神煮散治虚热，四肢羸乏，渴热不止，消渴补虚方。"

【组成】 茯神、麦冬各36铢，通草、升麻各30铢，紫菀、肉桂各18铢，知母1两，赤石脂42铢，大枣20个，淡竹茹（鸡子大）1枚。

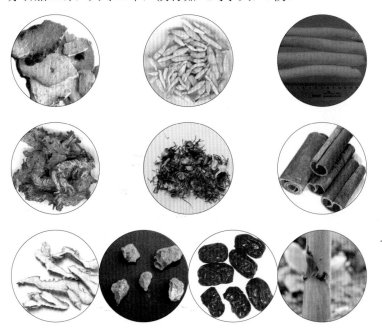

【用法】 上为粗散。先以水5升，淡竹叶1升，煮取3升，去滓，煮散1方寸匕，牢以绢裹煮时动之，煎取8合，为1服。日再服。

【主治】 心实热，口干烦渴，眼卧不安。

【方论精粹】

张璐《千金方衍义》："以肺燥不能胜热，故用麦冬、肉桂蒸发津气于上，又以升麻、通草上升下泄，辅佐清热导火之力。"

麻黄调心泄热汤

【方源】　《备急千金要方·卷十三心脏方·脉虚实第五》："麻黄调心泄热汤调心泄热，治心脉厥大，寸口小肠热，齿龋嗌痛方。"

【组成】　麻黄、生姜各4两，细辛、黄芩、茯苓、芍药各5两，白术2两，肉桂1两，生地黄（切）1升。

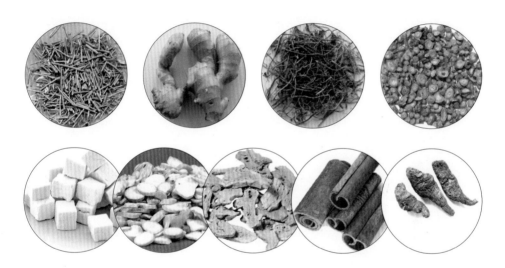

【用法】　上9味㕮咀，以水9升煮取3升，去滓，分3服，须利加芒硝3两。

【功用】　调心泄热。

【主治】　心脉厥大，小肠热，齿龋嗌痛。

【方论精粹】

张璐《千金方衍义》："心脉厥大，言左寸沉伏而按之益大应指，厥厥动摇。故宜生地黄、黄芩清利伏热，即以麻、桂、姜、辛辛温散结，茯苓、白术填其空以杜火气之复入，芍药为地黄之佐使。"

温脾汤

【方歌】

> 温脾参附与干姜，甘草当归硝大黄。
> 寒热并行治寒积，脐腹绞结痛非常。

【方源】 《备急千金要方·卷十三心脏方·心腹痛第六》："治腹痛，脐下绞结，绕脐不止。"

【组成】 大黄5两，当归、干姜各3两，附子、人参、芒硝、甘草各1两。

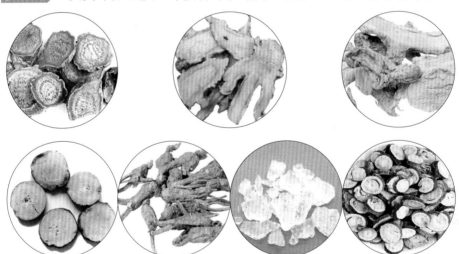

【用法】 水煎服。

【功用】 攻下冷积，温补脾阳。

【主治】 阳虚寒积证。腹痛便秘，脐下绞结，绕脐不止，手足不温，苔白不渴，脉沉弦而迟。

【方义方解】 本方证因脾阳不足，阴寒内盛，寒积中阻所致。寒实冷积阻于肠间，腑气不通，故便秘腹痛、绕脐不止；脾阳不足，四末失于温煦，则手足不温；脉沉弦而迟，是阴盛里实之证。本方证虽属寒积便秘，但脾阳不足是为致病之本，若纯用攻下，必更伤中阳；单用温补，则寒积难去，唯攻遂寒积与温补脾阳并用，方为两全之策。方中附子配大黄为君，用附子之大辛大热温壮脾阳，解散寒凝，配大黄泻下已成之冷积。芒硝润肠软坚，助大黄泻下攻积；干姜温中助阳，助附子温中散寒，均为臣药。人参、当归益气养血，使下不伤正为佐。甘草既助人参益气，又可调和诸药为使。诸药协力，使寒邪去，积滞行，脾阳复。综观本方，由温补脾阳药配伍寒下攻积药组成，温通、泻下与补益三法兼备，寓温补于攻下之中，具有温阳以祛寒、攻下不伤正之特点。

本方与大黄附子汤同属温下剂，都能主治寒积便秘。本方是由脾阳不足，中气虚寒，而致冷积内停，证属虚中夹实，故方中配以干姜、人参、甘草以顾护中阳；大黄附子汤为寒积里实证，证实无虚，故配细辛辛温宣通，助附子散寒止痛。

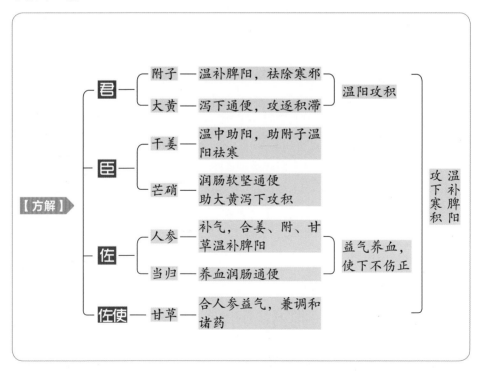

【方解】

君 ── 附子 ── 温补脾阳，祛除寒邪 ── 温阳攻积
　　 大黄 ── 泻下通便，攻逐积滞

臣 ── 干姜 ── 温中助阳，助附子温阳祛寒
　　 芒硝 ── 润肠软坚通便，助大黄泻下攻积

佐 ── 人参 ── 补气，合姜、附、甘草温补脾阳 ── 益气养血，使下不伤正
　　 当归 ── 养血润肠通便

佐使 ── 甘草 ── 合人参益气，兼调和诸药

温补脾阳，攻下寒积

【运用】

1. **辨证要点**　本方为治疗脾阳不足，寒积中阻的常用方。临床应用以

腹痛，便秘，手足不温，苔白，脉沉弦为辨证要点。

2. **加减化裁**　若腹中胀痛者，加厚朴、木香以行气止痛；腹中冷痛，加肉桂、吴茱萸以增强温中祛寒之力。

3. **现代运用**　本方常用于急性单纯性肠梗阻或不全梗阻等属中阳虚寒，冷积内阻者。

【方论精粹】

1. 朱良春等《汤头歌诀详解》："温脾汤是四逆汤（姜、附、草）加人参、当归、大黄、芒硝四药所组成。四逆汤功能温脾祛寒，加大黄、芒硝，是取其泻下除积，加人参、当归，是取其益气养血。由于四逆性属温热，可以改变硝、黄苦寒之性，所以本方功专驱逐寒积，属于温下的范畴。假使热实里结，津伤便秘，当用寒下剂，而决非此方所宜。"

2. 张秉成《成方便读》："此方治寒积之一法也。凡积之所成，无不由于正气之虚，故以参、甘培其气，当归以养其血，使气血复其常度，则邪去而正乃不伤。病因寒起，故以姜、附之辛热，使其走者走，守者守，祛寒散结，纤悉无遗，而后硝、黄导之，由胃入肠，何患乎病不去哉！"

大　黄

药材档案

【别名】将军、川军、锦文、雅黄、锦纹、锦纹大黄。

【来源】本品为蓼科植物掌叶大黄、唐古特大黄、药用大黄的干燥根或根茎。

【性味归经】苦，寒。归脾、胃、大肠、肝、心包经。

【功能主治】泻下攻积，清热泻火，凉血解毒，逐瘀通经，利湿退黄，用于实热积滞便秘，湿热痢疾，肠痈腹痛，黄疸尿赤，淋证，水肿，血热吐衄，目赤咽肿，痈肿疔疮，瘀血经闭，产后瘀阻，跌打损伤；外治烧烫伤。酒大黄善清上焦血分热毒，用于目赤咽肿，齿龈肿痛。熟大黄泻下力缓，泻火解毒，用于火毒疮疡。大黄炭凉血化瘀止血，用于血热有瘀出血症。

【用量用法】内服：3～15克，煎服；用于泻下不宜久煎。外用：适量，研末敷于患处。

【使用注意】孕妇及月经期、哺乳期慎用。

高良姜汤

【方歌】

> 高良姜汤千金方，厚朴当归桂良姜。
> 行气和营祛寒痛，心腹绞痛烦闷良。

【方源】　《备急千金要方·卷十三心脏方·心腹痛第六》："高良姜汤治卒心腹绞痛如刺，两胁支满，烦闷不可忍方。"

【组成】　高良姜5两，厚朴、桂枝各2两，当归3两。

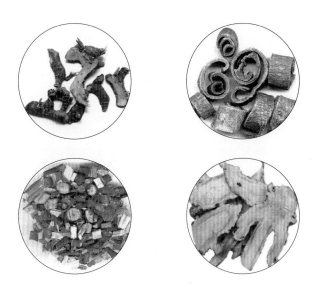

【用法】　水煎服。

【功用】　温中祛寒，理气止痛。

【主治】　寒凝气滞，心腹胀痛，两胁支满，烦闷不可忍，恶心嗳气，不思饮食，舌苔白滑或薄白，脉象沉弦。

【方义方解】　本方重用高良姜温中祛寒、理气止痛，配伍桂枝则温中祛寒之力更胜；再用厚朴以理气除满，当归以和血养营。诸药配伍，具有温中止痛、理气散寒之功。

【运用】

1. **辨证要点**　本方以心腹胀痛,得温痛减,畏寒喜暖,遇寒痛增,舌苔白,脉沉弦为辨证要点。

2. **现代运用**　现代常用于治疗慢性肾炎、溃疡病、肋间神经痛、冠心病心绞痛等。

3. **加减化裁**　若挟食滞,加神曲、鸡内金;寒甚者,加肉桂,去桂枝、吴茱萸。

【方论精粹】

张璐《千金方衍义》:"心腹绞痛而见胁满如刺,明系木邪凌上之实证,故用良姜、厚朴温散滞气,当归、肉桂温散结血,兼行心肝肺三经以破寒积也。"

高良姜
药材档案

【别名】风姜、良姜、蛮姜、小良姜、高凉姜、佛手根、海良姜。

【来源】本品为姜科植物高良姜的干燥根茎。

【性味归经】辛,热。归脾、胃经。

【功能主治】温胃止呕,散寒止痛。用于脘腹冷痛,胃寒呕吐,嗳气吞酸。

【用量用法】内服:3～6克,煎服;研末服,每次3克。

【使用注意】阴虚有热者忌服。

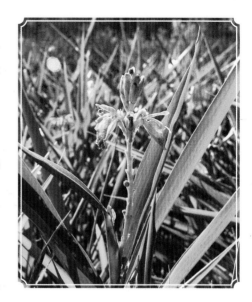

肉桂三物汤

【方源】 《备急千金要方·卷十三心脏方·心腹痛第六》："肉桂三物汤治心中痞诸逆悬痛方。"

【组成】 肉桂2两，胶饴半斤，生姜2两。

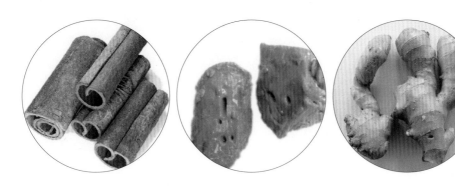

【用法】 以水6升，煮取3升，去滓纳饴，分3次服。

【功用】 温经散寒，缓急止痛。

【主治】 心中痞，诸逆悬痛。

【方论精粹】

张璐《千金方衍义》："肉桂通心气，散血结；生姜去秽气，通神明；胶饴和脾气，缓急痛。凡心痛之属虚冷者宜之。"

白秃疮方

【方源】 《备急千金要方·卷十三心脏方·头面风第八》："治白秃发落生白痂终年不瘥方。"

【组成】 雌黄、雄黄、白蜜各1分，鸡屎白半分，松脂、肉苁蓉各2分，蛇床子、远志、五味子各3分，菟丝子5分。

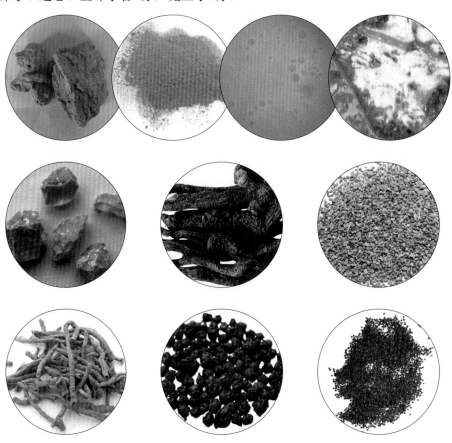

【用法】 上药10味，取饮片，将前8味分别为细末，以猪脂1升2合，微火溶化，依次入诸药搅匀，煎成膏。先以硫黄皂洗头，待干，即以此膏涂之，日

【主治】 白秃、发落生白痂，终年不瘥。

【方义方解】 此为治疗白秃症的膏剂。《诸病源候论》白秃候云："白秃之候，头上白点斑剥，初似癣而上有白皮屑，久则生痂瘰成疮，头发秃落，故谓之白秃也。"本方中雄黄辛温而苦，有毒，祛风燥湿，杀虫解毒，善于治疗疥癣秃疮。雌黄与雄黄性味功能相似，配伍蛇床子祛风燥湿，杀虫止痒，菟丝子内服可补肝肾，外用可治癣疮。远志辛以解郁，故"一切痈疽，敷服皆效"。五味子外用亦可愈疡敛疮。其余有肉苁蓉滋润，配合白蜜、松脂、猪脂、鸡屎白制成药膏，故能止痒治癣、杀虫解毒，不仅白秃疮可用，即头疮赤秃（黄癣）亦可使用，唯方中肉苁蓉、五味子、鸡屎白拟议减去，改为苦楝子、明矾，则疗效似乎更佳。

【运用】

1. **辨证要点** 以头皮部散发性灰白色脱屑痂状斑，圆形或不规则形斑，毛发干枯拆断，白秃瘙痒为辨证要点。

2. **现代运用** 临床上头癣（白癣）、黄癣均可使用本方加以治疗。

肉苁蓉
药材档案

【别名】大芸（淡大芸）、寸芸、苁蓉（甜苁蓉、淡苁蓉）、地精、查干告亚。

【来源】本品为列当科植物肉苁蓉的干燥带鳞叶的肉质茎。

【性味归经】甘、咸，温。归肾、大肠经。

【功能主治】补肾阳，益精血，润肠通便。用于肾阳不足，精血亏虚，阳痿不孕，腰膝酸软，筋骨无力，肠燥便秘。

【用量用法】内服：6～10克，煎服。

【使用注意】药力和缓，用量宜大。助阳滑肠，故阳事易举、精滑不固者，腹泻便溏者忌服。实热便秘者不宜。

生发膏

【方源】 《备急千金要方·卷十三心脏方·头面风第八》："生发膏治头中风痒白屑方。"

【组成】 草乌3两，莽草、石楠叶、细辛、续断、皂荚、泽兰、白术、辛夷、防风、白芷各2两，竹叶、柏叶、松叶各半升，猪脂4升。

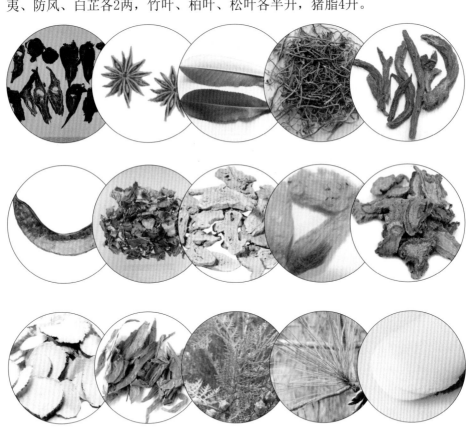

【用法】 上药15味，取饮片，除猪脂外，共为极细末。猪脂微火加温溶化，入药末调匀即离火，俟冷膏成。取此涂抹头发，日1～2次。不得内服，注意避免入目。

【功用】 祛风止痒。

【主治】 头风痒，白屑。

【方义方解】 本方主治白屑风。此症一般分为风湿型、温热型、风热型诸种。此方主治风湿型患者，故以草乌为主药，辛热有毒，入肝、脾、肺经，用以祛湿搜风、止痒止痛。莽草，辛温有毒，祛风消肿，治疥癣秃疮。《别录》："说治头风痒。"石楠叶辛苦性平，祛风通络，治风疹、风痹。《本草从新》谓："石南叶祛风通利，是其所长。"再以辛夷、细辛、白芷、续断、防风祛风散邪，燥湿止痒；皂荚涤垢去脂；松叶苦温，祛风燥湿、杀虫止痒；泽兰、白术、竹叶分化燥湿；柏叶芳香祛湿。诸药配伍，共奏祛风、止痒、燥湿之功效，因此对风湿型白屑风症有效。

【运用】

1．**辨证要点** 本方以头部瘙痒，白屑多，且多污垢油脂，重则头发稀疏脱落为辨证要点。

2．**现代运用** 用于脂溢性脱发、脂溢性皮炎的治疗。

3．**注意事项** 本方中猪脂，仅为配制膏剂时的赋形剂，但白屑风症本身油污较多，故在临床上往往将其减去，代之以石蜡。

治发薄不生方

【方源】 《千金翼方·卷第五·生发黑发第八》："治发薄不生方：先以醋泔清洗秃处，以生布揩令火热，腊月脂并细研铁生煎三沸，涂之日三遍。"

【组成】 陈醋不限，腊月脂100克，生铁300克。

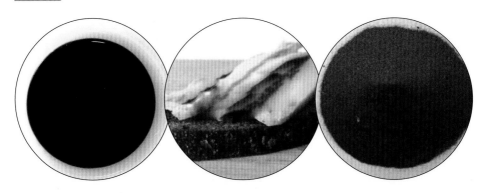

【用法】 将腊月脂、生铁研细，以醋煎煮3沸而成。先以醋清洗头部，用布将头揩干使头皮发热，将上述药涂于头上，每日3次。

【功用】 生发养发。

【主治】 用于湿邪所致斑秃少发者。

【方义方解】 方中陈醋酸温，外洗头部，可杀邪毒、散水气，使头发乌泽；将头皮揩干发热，意在使头部毛细血管扩张，易于吸收头部敷涂之药物；铁粉咸平，"祛风除湿、润肌肤、治皮肤顽痒（《开宝本草》）"；腊月脂调和，有润泽皮肤之功效，并作赋形剂，以成油膏。

小肠腑方

柴胡泽泻汤

【方源】 《备急千金要方·卷十四小肠腑方·小肠虚实第二》："柴胡泽泻汤治小肠热胀口疮方。"

【组成】 柴胡、泽泻、陈皮（一方用桔梗）、黄芩、枳实、旋覆花、升麻、芒硝各3两，生地黄（切）1升。

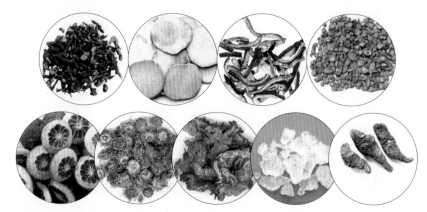

【用法】 上9味㕮咀，以水1斗煮取3升，去滓，纳硝，分2服。

【功用】 清热养阴，利水通淋。

【主治】 小肠热胀，口疮。

【方义方解】 方用柴胡、生地黄、升麻凉血滋阴清热；泽泻清利小肠，利水通淋；旋覆花消痰行水；橘皮、枳实燥湿化痰，合而收清热养阴、利水通淋之效。

【方论精粹】

张璐《千金方衍义》："以升、柴升散于上，旋、橘开发于中，芩、泽分利于前，枳、硝荡涤于后，四通分泄其源，庶免迁延之患。然恐药力过峻，即以地黄保护心包，不使热邪干犯心也。"

奔豚汤

【方源】　《备急千金要方·卷十四小肠腑方·风眩第四》："奔豚汤治气奔急欲绝方。"

【组成】　吴茱萸1升，肉桂、芍药、生姜各4分，石膏、人参、半夏、川芎各3分，葛根、茯苓各6分，当归4两，李根皮1斤。

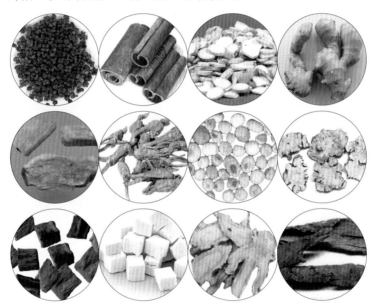

【用法】　以水7升，清酒8升，煮取3升，分作3服。

【功用】　疏肝清热，降逆止痛。

【主治】　气奔急欲绝者。

【方论精粹】

　　张璐《千金方衍义》："以芎、归、芍药和其瘀积之血，半夏、生姜涤其坚积之痰，葛根以通津液，李根以降逆气，并未尝用少阴之药。设泥奔豚为肾积，而用伐肾之剂，谬之甚矣。嗣伯治风眩气奔欲绝，故以桂、苓祛风，人参壮气，茱萸降逆，石膏开泄旺气为之必需。"

地黄门冬酒

【方源】 《备急千金要方·卷十四小肠腑方·疯癫第五》："地黄门冬酒治阴虚痫妄方。"

【组成】 天冬10斤，地黄30斤。

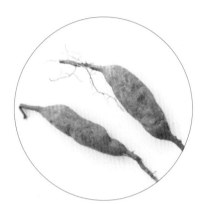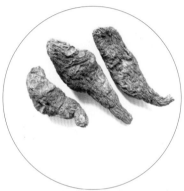

【用法】 上捣取汁，作煎服。

【主治】 疯癫，阴虚痫妄。

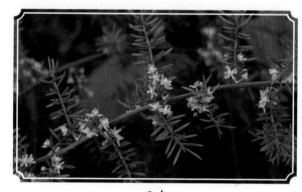

天冬

【方论精粹】

张璐《千金方衍义》："《千金》治癫都用祛风破结，此独养正除邪，盖生地黄有逐血除痹之功，天冬有暴风湿痹、强骨髓、去伏尸之治。至于酿酒为煎，补益多端，岂止治疯癫恶疾而已哉。"

定志丸

【方歌】

> 定志丸中用菖蒲，人参茯苓远志投。
> 为丸为汤皆可用，益气养心宁神奇。

【方源】 《千金要方·卷十四小肠腑方·惊悸第六》："治心气不定，五脏不足，甚者忧愁悲伤不乐，忽忽善忘，朝瘥暮剧，暮瘥朝发狂眩方。"

【组成】 茯苓、人参各3两，石菖蒲、远志各2两。

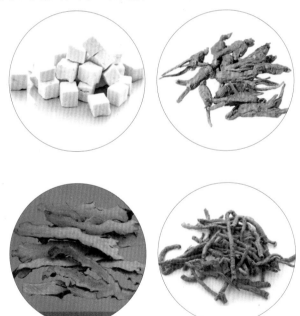

【用法】 上药共研细末，炼蜜为丸，如梧桐子大。饮服，7丸，日服3次。或改用饮片作汤剂水煎服。各药用量按常规剂量酌减。

【功用】 益气养心，定志宁神。

【主治】 心气不足、痰浊阻窍，症见惊悸恍惚、心怯善恐、夜卧不安、健忘，甚则忧愁悲伤、语失伦次、喜笑发狂、舌淡苔薄白、脉小弦。

【方义方解】　方中人参安神益智，大补元气，为主药。辅以菖蒲、远志安神定志，化痰开窍，茯苓宁心安神。诸药配伍，有补气宁心，定志益智之效。

【运用】

1. **辨证要点**　主要用于治疗心气不足致心怯善恐、心神不宁证。临床应用以惊悸恍惚、心怯善恐、夜卧不安、健忘、舌淡苔薄白、脉小弦，为其辨证要点。

2. **加减化裁**　如阴阳两虚，加熟地黄、巴戟天、紫河车、肉苁蓉；兼肾阴虚，加熟地黄、山茱萸、龟甲、龙骨；失眠，加酸枣仁、柏子仁、茯神、龙齿。

3. **现代运用**　可用于神经衰弱、中风舌强不语、老年性痴呆、精神分裂症、遗精白浊等病症。

4. **注意事项**　胃溃疡者慎用。

【方论精粹】

汪昂《医方集解》："此手少阴药也。人参补心气，菖蒲开心窍，茯苓能交心气于肾，远志能通肾气手心。心属离火，火旺则光能及远也。"

方名释义

"定"，有安定之意；"志"，指神志，"意之所存谓之志"，又称喜、怒、思、忧、恐为"五志"。本方有益气安神，宁心定志的功效，服之可使心神安定，五志归常，诸证悉除，身体健康，故称"定志丸"。

荆沥汤（二）

【方源】 《备急千金要方·卷十四小肠腑方·惊悸第六》："荆沥汤治心虚惊悸不定羸瘦病方。"

【组成】 荆沥2升，白鲜皮、茯神各3两，人参2两，白银10两（以水1斗，煮取3升）。

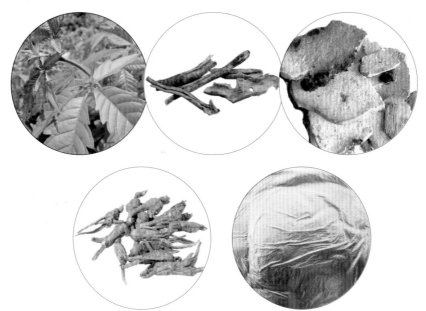

【用法】 上5味咬咀，以荆沥银汁中煮取1升4合，分3服，相去如人行十里久进一服。

【主治】 风气内动，心虚惊悸不定，羸瘦。

【方论精粹】

张璐《千金方衍义》："惊悸虚羸多由风气内动，虽用人参益气，茯神安神，然必首推荆沥治风逐湿，解热消痰，佐以白鲜皮兼祛肌表风热。白银煮汤煎服以镇心肺之怯也。"

孔圣枕中丹

【方歌】

> 孔圣枕中龟甲裹，菖蒲龙骨远志投。
> 等份为末酒送服，心肾同补潜安神。

【方源】　《千金要方·卷十四小肠腑方·好忘第七》："常服令人大聪。"

【组成】　龟甲、龙骨、远志、石菖蒲各等份。

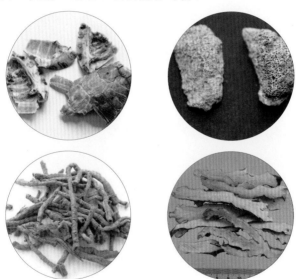

【用法】　上药共研细末。每服方寸匕，水或酒送服。也可改用饮片作汤剂水煎服。各药用量按常规剂量酌定。

【功用】　补心肾，宁心安神。

【主治】　心肾不足、心悸不安、失眠健忘、舌红少苔、脉细数。

【方义方解】　本方以失眠，健忘，精神恍惚为主证，属心肾不交者。方中远志主人心、肾二经，既能定心气而安神宁心，又能通肾气而强志不忘；石菖蒲开窍宁心安神。二药配伍，颇能交通心肾。龟甲入心经，滋阴养血，补心安神，与龙骨合用，加强潜镇安神之功。四药等量使用，宁心益智与潜镇安神并用，临证可视虚证程度不同酌情调整药量，有所侧重而区分主次。

【运用】

1. **辨证要点**　主要用于治疗脏阴不足、心脾受损之证。临床应用以神情恍惚、悲伤欲哭、心烦不宁、舌红少苔、脉细数，为其辨证要点。

2. **加减化裁**　失眠，加酸枣仁、远志；心悸烦乱，加青龙齿、磁石、五味子；汗出，加煅牡蛎、碧桃干；口干欲饮，加天冬、麦冬、生地黄、玄参；气虚乏力，加党参、黄芪；精神错乱，加生铁落、生大黄、黄连、石菖蒲；阴虚火旺，加黄柏、知母、生地黄。

3. **现代运用**　可用于神经衰弱、小儿遗尿、梦游症、多动症、学习障碍症等病症。

4. **注意事项**　长期服用大剂量甘草，有可能引起浮肿、胸中满闷，故久服须控制剂量。高血压患者甘草用量宜少。

【方论精粹】

汪昂《医方集解》："此手足少阴经药也。龟者介虫之长，阴物之至灵者也；龙者鳞虫之长，阳物之至灵者也；借二物之阴阳，以补我身之阴阳，借二物之灵气，以助我心之灵气也；远志苦泄热而辛散郁，能通肾气，上达于心，强志益智；菖蒲辛散肝而香舒脾，能开心孔而利九窍，去湿除痰；又龟能补肾，龙能镇肝，使痰火散而心肝宁，则聪明开而记忆强矣。"

菖蒲益智丸

【方源】 《备急千金要方·卷十四小肠腑方·好忘第七》："菖蒲益智治善忘恍惚，破积聚，止痛安神定志，聪耳明目。"

【组成】 石菖蒲、远志、人参、桔梗、牛膝各5分，肉桂3分，茯苓7分，附子4分。

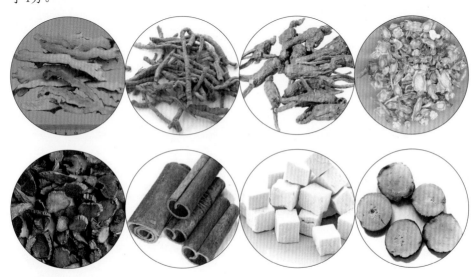

【用法】 上为末，炼蜜为丸，如梧桐子大。每服7丸，加至20丸，日2次夜1次。

【功用】 养心益智。

【主治】 健忘，神志恍惚。

【方论精粹】

张璐《千金方衍义》："菖蒲益智丸专主肾气虚寒不能上交于心，故全用开心散四味，加牛膝、桂、附导火归源，桔梗开通结气，以《本经》原有惊恐悸气之治，菖、远、参、苓共襄开心利窍之功，以杜虚阳上逆之患。"

脾脏方

半夏汤（五）

【方源】 《备急千金要方·卷十五脾脏方·脾劳第三》："半夏汤治脾劳实四肢不用，五脏乖反胀满，肩息气急不安，承气泄实热方。"

【组成】 半夏、宿姜各8两，茯苓、白术、苦杏仁各3两，竹叶（切）1升，陈皮、芍药各4两，大枣20个。

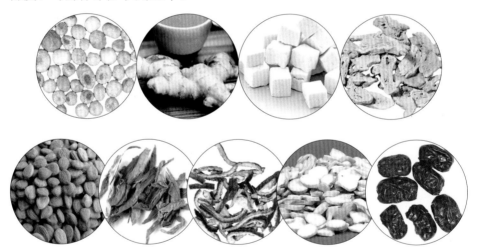

【用法】 上㕮咀。以水1斗，煮取3升，分4服。

【功用】 承气，泄实热。

【主治】 主脾劳实，四肢不用，五脏乖反胀满，肩息，气急不安。

【方论精粹】

张璐《千金方衍义》："脾劳津耗则浊气逆满不安，故以橘、半、苓、术涤痰，宿姜、大枣安中，苦杏仁、竹叶泄热，芍药收敛阴气。"

半夏汤（六）

【方源】 《备急千金要方·卷十五脾脏方·肉虚实第五》："半夏汤治肉实，坐安席不能动作，喘气，主脾病热气所加关格除喘方。"

【组成】 半夏、宿姜各8两，苦杏仁5两，细辛、陈皮各4两，麻黄1两，石膏7两，射干2两。

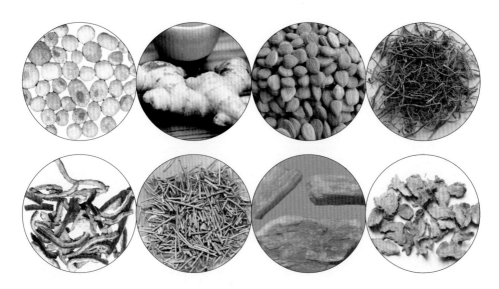

【用法】 上㕮咀。以水9升，煮取3升，分3服。须利，下芒硝9克。

【功用】 止咳除喘。

【主治】 肉实，坐安席不能动作，喘气。主脾病，热气所加关格。

【方论精粹】

张璐《千金方衍义》："肉虚则宜温养，肉实则宜温散，实乃肌表之盛，故借越婢、青龙、射干麻黄等法，以麻、杏、细辛开泄肺气，姜、半、橘皮涤除胃湿，射干解散内结，石膏化导标热，里气通而表气松，实从外解之法也。"

陟厘丸

【方源】　《备急千金要方·卷十五脾脏方·热痢第七》："陟厘丸治百病下痢及伤寒身热，头痛目赤，四肢烦疼不解，协热下利；或医已吐下之，腹内虚烦，欲得冷饮，不能消，腹中急痛，温食则吐，乍热乍冷，状如温疟；或小便不利，气满呕逆，下痢不止。"

【组成】　水中陟厘5两，防己6两，紫石英3两，厚朴1两，当归4两，黄连2两，三岁醇苦酒5升，淡豆豉3升。

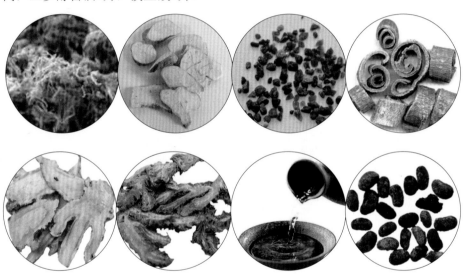

【用法】　上以苦酒2升渍防己令极润，出之，留苦酒；以利刀切防己，厚令1分，须厚薄均匀。将板瓦置炭火上，瓦上铺厚纸，防己放上炙，依次翻动，使其色槁燥。再渍入余苦酒中，又出之，放瓦上熬之，如此以熬尽苦酒为度，勿令火猛，徐徐熬令极燥，与前药各为末。以余2升苦酒渍豉1宿，明旦以瓦盆盛之，以1盆覆盖，上置土5升，蒸之，使土气通流，豉熟出之，于盆中研豉，以新布绞取浓汁，和诸药为丸，如水中鸡头子大，分置于囊中，悬令阴干，便以蜡密封，勿令见风尘。每服3丸，平旦、昼、暮各1服，平旦以井华水送下，余时以水送下；初服药时，饮食宜少，药后食饮消，腹中调和者，可服1次；病愈者，则2～3日1服；病重未效者，可日服4～5次。

【主治】 百病，下痢及伤寒身热，头痛目赤，四肢烦疼不解；或医已吐下之，腹中虚烦，欲得冷饮，饮不能消，腹中急痛，温食则吐，乍热乍冷，状如温疟；或小便不利，气满呕逆，下痢不止。

【运用】

1. **加减化裁** 有风病，加防风1两；人虚赢，加石斛1两；宿有下痢，肠胃虚弱者，加太乙余粮2两半（取石中黄软香者）；妇人产后疾，加硫黄2两；小便黄赤不利，加蒲黄1两。

2. **注意事项** 忌热食、生鱼、猪肉、蒜、生菜、酒、辛物、诸肥腻难消食物。

【方论精粹】

张璐《千金方衍义》："陟厘生水中，蒙茸如发，而性甘温，能利水散邪，犹浮萍之利水发汗也；紫石英治心腹咳逆邪气；防己治风寒温疟，除邪利大小便；厚朴治中风伤寒头痛恶寒；当归治咳逆上气，温疟寒热；黄连治肠癖腹痛下利，皆《本经》主治。尤妙在苦酒酸收防己、香豉之性，以尽缓收之力。此方不特时师所昧，并不识陟厘为何物也。"

防 己

药材档案

【别名】解离、石解、石蟾蜍、粉防己、倒地拱、载君行。

【来源】本品为防己科多年生木质藤本植物粉防己（汉防己），或马兜铃科多年生缠绕草本植物广防己（木防己）的根。

【性味归经】苦，寒。归膀胱、肺经。

【功能主治】祛风止痛，利水消肿。用于风湿痹痛，水肿脚气，小便不利，湿疹疮毒。

【用量用法】内服：5～10克，煎服。

【使用注意】本品大苦大寒，易伤胃气，体弱阴虚、胃纳不佳者慎用。

白头翁汤

【方源】 《备急千金要方·卷十五脾脏方·热痢第七》："白头翁汤治赤滞下血连月不瘥方。"

【组成】 白头翁、厚朴、阿胶、黄连、秦皮、附子、黄柏、茯苓、芍药各2两，干姜、当归、赤石脂、甘草、龙骨各3两，大枣30枚，粳米1升。

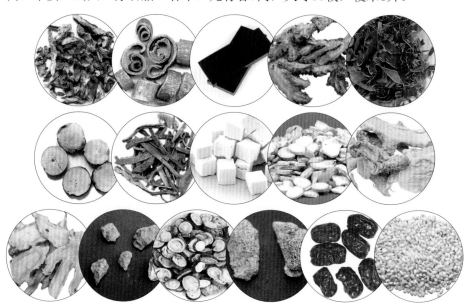

【用法】 上㕮咀。以水1斗2升，先煮米令熟，出米，纳药煮取3升，分4服。

【功用】 清热止痢。

【主治】 治赤痢下血，里急后重，连月不愈。

【方论精粹】

张璐《千金方衍义》："《伤寒》厥阴例中白头翁汤治热痢下重，《金匮》加甘草、阿胶治下痢虚极，更合驻车丸治洞痢无度，并取附子、龙骨、石脂佐干姜以固内崩。因白头翁、秦皮、黄柏苦寒萃聚，故黄连为之量减，详白头翁汤本治热痢后重，此方条下虽不言后重，然不用白术而用厚朴，其意可知。茯苓、芍药、大枣、粳米稼穑之类，则与白术功用不殊。"

苦参橘皮丸

【方源】 《备急千金要方·卷十五脾脏方·热痢第七》："苦参橘皮丸治热毒痢方。"

【组成】 苦参、橘皮、独活、阿胶、蓝青、黄连、鬼臼（一作鬼箭羽）、黄柏、甘草各等份。

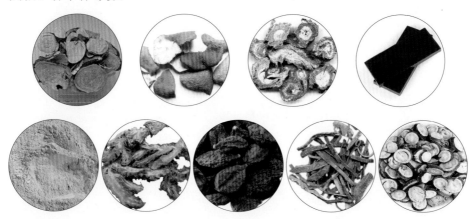

【用法】 上为末，以蜜烊胶为丸，如梧桐子大，干之。每服10丸，饮送下，1日3次。稍加之。

【主治】 热毒痢。

【方论精粹】

张璐《千金方衍义》："苦参治心腹结气，黄连治肠澼腹痛，黄柏治五脏脾胃结热，鬼臼避恶气不祥，蓝青解诸毒蛊，独活治风寒所击，橘皮除胸中痰热逆气、利水谷、下气，阿胶止五脏内崩，甘草治五脏六腑寒热邪气，合本经诸治，则此方辟除毒热最迅，而丸服之法最缓不过，藉以为应敌之需，非但不可峻用，而久服尤为不宜，所以先哲有久服黄连、苦参反从火化之说，以苦先入心，久而增胜，逮所必至。至于痢久，胃气侵衰，饮食艰进，慎勿误投，以取虚虚之咎。"

驻车丸

【方歌】

> 驻车丸中用黄连，干姜阿胶与当归。
> 久痢伤阴兼便血，清热养阴止痢良。

【方源】 《千金要方·卷十五脾脏方·冷痢第八》："治大冷洞痢肠滑，下赤白如鱼脑，日夜无节度，腹痛不可忍者方。"

【组成】 黄连6两，干姜2两，当归、阿胶各3两。

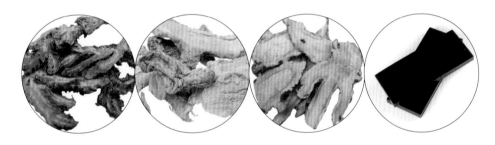

【用法】 上药（前3味）共研为细末，以醋烊化阿胶为丸如大豆。大人饮服30丸，小儿以意量减，日服3次，米汤送服。今多用饮片作汤剂水煎服，各药用量按常规剂量酌定。

【功用】 清热养阴，止痢。

【主治】 久痢伤阴、便血，或有滑脱不禁，或泻下不畅、舌红少苔、脉细数者。

【方义方解】 方中黄连清热燥湿，厚肠止痢，为君药。阿胶、当归滋阴养血止血，为臣药。炮姜入血分可止血，又可制约黄连的苦寒伤胃之弊。诸药相伍，共奏清热燥湿，滋阴止痢之功。

君	黄连	清热燥湿，厚肠止痢
臣	阿胶	滋阴养血止血
	当归	
佐	炮姜	止血

【运用】

1. **辨证要点**　主要用于治疗久痢伤阴，时有便血之症。临床应用以泄泻不止、舌红少苔、脉细数，为其辨证要点。

2. **加减化裁**　若久痢不愈、脓血黏稠，或下鲜血、烦渴、舌红绛少津等阴虚证者，加炒白芍、熟地黄、麦冬、山药。

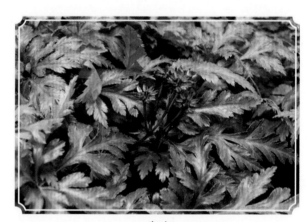

黄连

3. **现代运用**　可用于慢性细菌性痢疾、慢性肠炎、过敏性结肠炎以及便血等病症。

4. **注意事项**　凡急性痢疾、泄泻，或慢性痢疾、泄泻而证属脏腑虚寒者，不宜应用。

【方论精粹】

张璐《张氏医通》："三车运精气神，分治三焦，以调适阴阳。此因阳热过旺，阴精受伤，故用黄连以驻鹿车之骤，干姜以策牛车之疲，阿胶以养半车之陷，当归以和精气神之散乱也。"

椒艾丸

【方源】 《备急千金要方·卷十五脾脏方·冷痢第八》："治三十年下痢，所食之物皆不消化，或青或黄，四肢沉重。起即眩倒，骨肉消尽，两足逆冷，腹中热，苦筋转，起止须扶，阴冷无子。"

【组成】 蜀椒300粒，熟艾1升，干姜3两，赤石脂2两，乌梅100枚。

【用法】 上椒、姜、艾为末，梅着1斗米下蒸，令饭熟，去核，纳姜、椒末，炼蜜为丸，如梧桐子大。每次服10丸，每日3服；不愈，加至20丸。

【功用】 温中散寒，涩肠止泻。

【主治】 久痢。

【方义方解】 方中干姜、蜀椒暖脾止泻，温中散寒；赤石脂、乌梅涩肠止泻；艾叶温经散寒。五药配伍，有温中散寒，涩肠止泻之效。

【运用】

1. **辨证要点** 本方以久痢久泻、两足不温、腹中冷痛、舌淡苔白、脉沉迟为辨证要点。

2. **加减化裁** 如不愈，加黄连1升。

3. **现代运用** 可用于治疗慢性结肠炎、慢性肠炎、慢性痢疾，以及男子不育、性功能减退等病症。

4. **注意事项** 凡泻痢初起，肠胃湿热之证，非本方所宜。

【方论精粹】

张璐《千金方衍义》："蜀椒、干姜温中，石脂、乌梅敛脱，熟艾恢复元阳，温暖子脏，故可治阴冷无子。服之若不愈，必有积热伏匿于中，则加黄连以分解之。"

马蔺子丸

【方源】 《备急千金要方·卷十五脾脏方·冷痢第八》："马蔺子丸治积冷痢，下白脓方。"

【组成】 马蔺子1升（熟熬之），附子2两，干姜、甘草各2两半，神曲、麦蘖、阿胶各5两，黄连3两，蜀椒5合。

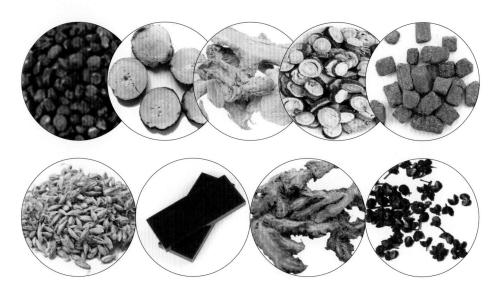

【用法】 上为末，炼蜜为丸，如梧桐子大。每服20丸，1日2次，以知为度。或为散，每服方寸匕，酒调下，亦佳。

【主治】 积冷痢，下白脓。

【方论精粹】

张璐《千金方衍义》："马蔺即蠡实，甘温益胃，冷人嗜食，故可以治积冷、痢下白脓，一派辛热剂中，独用黄连一味，不但为积冷之下导，并和姜、附、蜀椒之性也。"

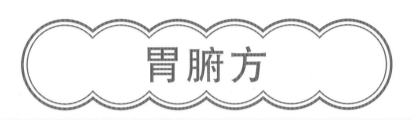

胃腑方

半夏汤（七）

【方源】 《备急千金要方·卷十六胃腑方·呕吐哕逆第五》："半夏汤治逆气，心中烦闷，气满呕吐，气上（一名小茯苓汤）。"

【组成】 半夏1升，生姜1斤，茯苓、肉桂各5两。

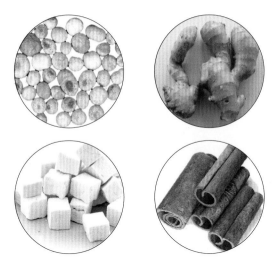

【用法】 以水8升，煮取2升半，分3服。若少气加甘草3两。

【主治】 逆气，心中烦闷，气满呕吐，气上。

【方论精粹】

张璐《千金方衍义》："《金匮》小半夏加茯苓汤治心下痞，膈间有水气，眩悸。《千金》祖《胡洽方》加桂一味，上摄虚阳，下导水逆，岂但治呕吐而已哉。"

大半夏汤

【方源】　《备急千金要方·卷十六胃腑方·胀满第七》："大半夏汤治胃中虚冷，腹满塞下气方。"

【组成】　半夏1升，大枣20枚，甘草、附子、当归、人参、厚朴、茯苓、枳实各2两，肉桂5两，生姜8两，蜀椒200粒。

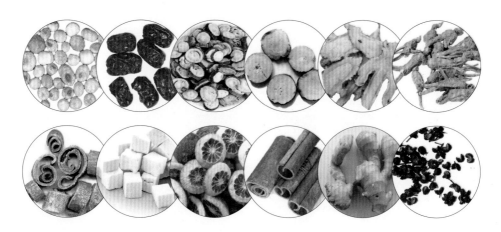

【用法】　上㕮咀。以水1斗，煮取3升，分3服。

【功用】　下气。

【主治】　中虚胃冷胀满。肝气不平，胜克于脾，脾郁不行，结聚涎沫，闭于脏气，腑气不舒，胃中胀满，其脉弦迟。

【方论精粹】

张璐《千金方衍义》："《金匮》治胃反呕逆大半夏汤，止人参、半夏、白蜜三味。此以胃虚腹满，故去白蜜之腻滞，加椒、姜、附子以散寒结，枳实、厚朴以泄腹满，当归、茯苓以和血气，生姜、大枣以和荣卫，甘草代白蜜之和脾，并和椒、姜、附子之烈也。"

半夏汤（八）

【方源】 《备急千金要方·卷十六胃腑方·痼冷积热第八》："半夏汤治胸满有气心腹中冷方。"

【组成】 半夏3两，肉桂4两，生姜8两。

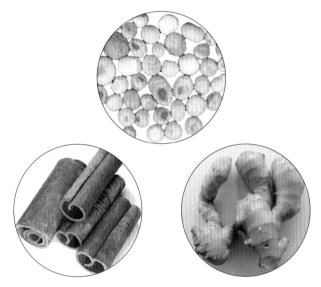

【用法】 以水7升，煮取2升，1服7合，日3次。

【主治】 胸满有气，心腹中冷。

【方论精粹】

张璐《千金方衍义》："以姜、半开胸中痰满，肉桂散腹中冷气。"

半夏汤（九）

【方源】　《备急千金要方·卷十六胃腑方·痼冷积热第八》："半夏汤治胸中客热，心下烦满气上，大小便难。"

【组成】　半夏1升，生姜8两，前胡4两，茯苓5两，甘草1两，黄芩、人参各2两，苦杏仁、枳实各3两，白术5两（一方用栀子2两）。

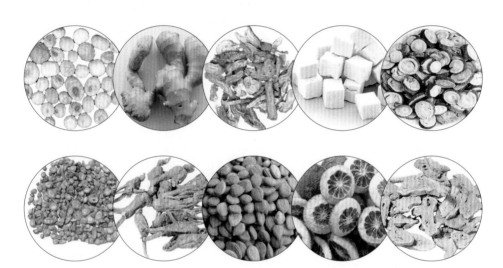

【用法】　上㕮咀。以水9升，煮取3升，分3服，胸中大热者，沉冷服之。大小便涩，加大黄3两。

【主治】　胸中客热，心下烦满，气上，大小便难。

【方论精粹】

　　张璐《千金方衍义》："胸中客热，良由风热内陷所致，故以前胡、黄芩、苦杏仁开提于上，枳实、半夏、生姜疏豁于中，参、术、苓、甘护持正气，不使伤犯津液，自然胃气安和，二便如常矣。"

赤丸

【方源】　《备急千金要方·卷十六胃腑方·痼冷积热第八》："赤丸治寒气厥逆方。"

【组成】　茯苓、肉桂各4两，细辛1两，乌头、附子各2两，射罔如大枣1枚。

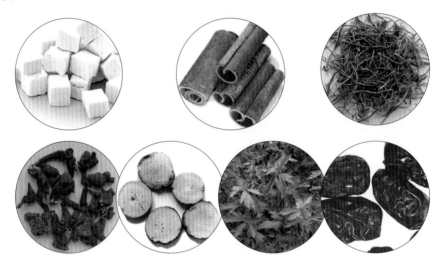

【用法】　上为末，纳真朱为色，炼蜜为丸，如麻子大。每服1丸，空腹酒送下，日2次，夜1次。不知，加至2丸，以知为度。

【功用】　温经散寒，化饮止痛。

【主治】　寒气厥逆。

【方论精粹】

张璐《千金方衍义》："《金匮》赤丸方只4味，妙在乌头、半夏之反激并用。《千金》乃裁汰半夏改用桂、附、射罔，虽悍烈过于半夏，然不若反激之力最胜。真朱力能交济坎离，收摄虚火，或云是缘矾煅造，平治土脏，有温散之专功，无伤中之巨测。"

甘草汤(六)

【方源】 《备急千金要方·卷十六胃腑方·痼冷积热第八》:"甘草汤治虚羸惙惙气欲绝方。"

【组成】 甘草、生姜、五味子各2两,人参1两,吴茱萸1升。

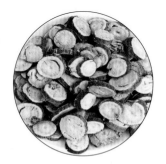 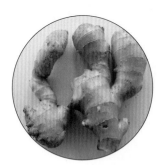

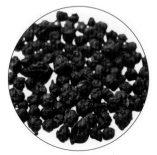 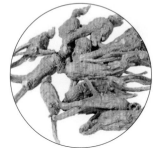 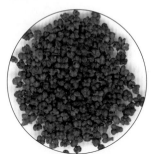

【用法】 上5味㕮咀。以水4升,煮吴茱萸令小沸,去滓纳药,煮取1升6合,分2服。服数剂佳。

【主治】 虚羸惙惙,气欲绝。

【方论精粹】

张璐《千金方衍义》:"参、姜、吴萸温中散寒,乃吴茱萸汤之变方。彼用大枣以行脾津,此用甘草以和胃气,五味子以收津液也。"

承气汤（二）

【方源】 《备急千金要方·卷十六胃腑方·痼冷积热第八》："承气汤治气结胸中，热在胃脘，饮食呕逆渴方。"

【组成】 前胡、枳实、肉桂、大黄、寒水石、知母、甘草各1两，硝石、石膏、天花粉各2两。

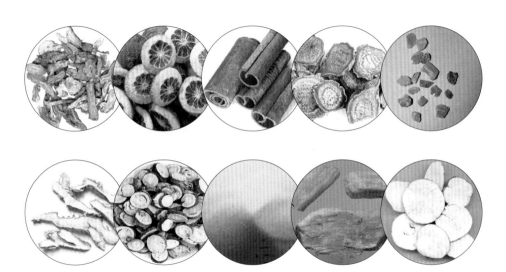

【用法】 上10味㕮咀，以水1斗，煮取3升，分3服。

【功用】 攻下热结。

【主治】 气结胸中，热在胃管，饮食呕逆，渴者。

【方论精粹】

张璐《千金方衍义》："承气者，承制逆上之气也。此方虽借承气之名，实取《金匮》大黄甘草汤之制，以治胸中客热，加前胡、枳实以下气，知母、石膏、寒水、瓜蒌以化热，硝石、肉桂为伏热之开导也。"

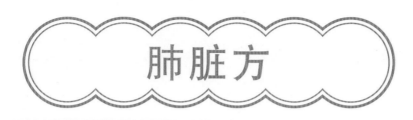

酥蜜膏酒

【方源】 《千金要方·卷十七肺脏方·肺虚实第二》："酥蜜膏酒治肺气虚寒，疠风所伤，语声嘶塞，气息喘惫咳唾，止气嗽通声方。"

【组成】 酥蜜、饴糖、枣肉、苦杏仁（研）、百部汁、生姜汁各1升，柑皮5具（末）。

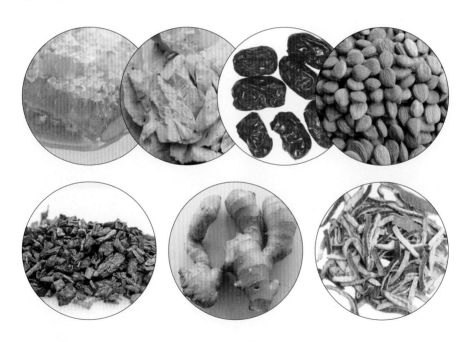

【用法】 上药共煎熬如膏状。以温酒1升送服方寸匕，细细咽之，日2夜1。

【功用】 温肺化痰，补脾润肺。

【主治】 肺脏虚寒、咳喘上气、肺津不足、语声嘶哑（塞），或寒郁热邪、声音不出之症。

【方义方解】　本方主治肺脏虚寒，复被风寒所伤，以致气息喘急，语声嘶哑，并见咳吐痰沫等症。方中酥蜜、饴糖、苦杏仁、枣肉都是补脾润肺之药品，配伍百部能清肺止咳嗽；生姜能散寒化痰，酒能助药力上行于胸膈之间。诸药合用，组成一首补脾润肺、止咳化痰的方剂，用于肺虚咳喘、咽喉欠润之症较为合适（《汤头歌诀》）。

【方论精粹】

张璐《千金方衍义》"肺窍为风寒所袭而致喘咳上气，语声嘶塞。故用姜汁、苦杏仁、柑皮、百部温散肺络之结胶、饴、枣肉、乳酥、崖蜜通行脾肺之津，津回燥润，津自复矣。"

【备注】　若为外感实证的喘咳、声嘶，则不可服用。

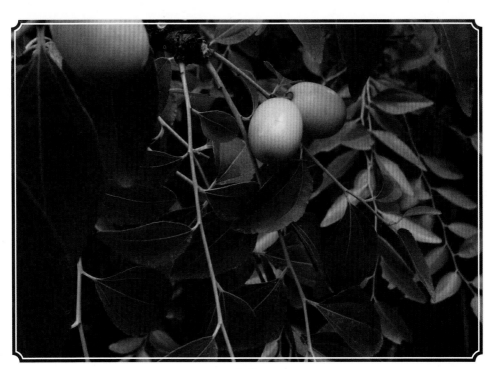

大枣

麻子汤(二)

【方源】 《备急千金要方·卷十七肺脏方·肺虚实第二》："麻子汤治肺气不足，咳唾脓血，气短不得卧。"

【组成】 莥麻子1升，肉桂、人参各2两，阿胶、紫菀各1两，生姜3两，生地黄4两，桑白皮1斤，饧1斤。

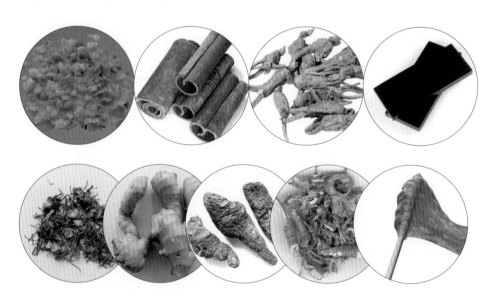

【用法】 上咬咀。以酒1斗5升，水1斗5升，煮取4升，分5次服。

【主治】 肺气不足，咳唾脓血，气短不得卧。

【方论精粹】

张璐《千金方衍义》："此炙甘草汤之变方。因咳唾血脓，肺中津伤，故用人参、阿胶、地黄、麻仁以滋津血之燥，生姜、桂枝以散肺气之结。紫菀即甘草之变味，桑皮即麦冬之变味，饧糖则大枣之变味耳。"

麻黄引气汤

【方源】　《备急千金要方·卷十七肺脏方·肺痿第三》："麻黄引气汤治肺痿实气喘鼻张，面目苦肿方。"

【组成】　麻黄、苦杏仁、生姜、半夏各5分，石膏8两，紫苏子4分，白前、细辛、肉桂各3分，竹叶(切)1升，陈皮2分。

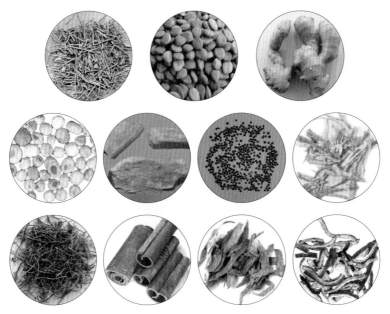

【用法】　上㕮咀。以水1升，煮取3升，去滓，分3次服。

【主治】　肺痿实，气喘鼻张，面目苦肿。

【方论精粹】

　　张璐《千金方衍义》："劳役而邪并于肺，故用金匮厚朴麻黄汤中麻黄、石膏、细辛以泄肺满。泽漆汤中半夏、生姜、白前、肉桂以涤痰垢，参入紫苏、橘皮、竹叶以助麻黄、半夏、石膏之力，引清气上升，浊气下降，喘息面肿随手可愈矣。"

半夏汤（十）

【方源】 《备急千金要方·卷十七肺脏方·肺痿第三》："半夏汤治肺痿虚寒，心腹冷，气逆游气，胸胁气满，从胸达背痛，忧气往来，呕逆，饮食即吐，虚乏不足。"

【组成】 半夏1升，生姜1斤，肉桂4两，甘草、厚朴各2两，人参、陈皮、麦冬各3两。

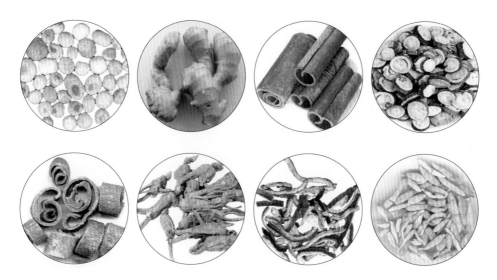

【用法】 以水1斗，煮取4升，分4服。腹痛，加当归2两。

【主治】 肺痿虚寒，心腹冷，气逆游气，胸胁气满，从胸达背痛，忧气往来，呕逆，饮食即吐，虚乏不足。

【方论精粹】

张璐《千金方衍义》："劳乏而胸中阳气不布，浊阴上攻逆满，原非本虚之谓，故用参、桂、姜、半温中，麦冬、甘草滋肺，即兼厚朴、橘皮开泄滞气，胸中阳气得人参、姜、桂守护之力，则浊阴不复上矣。"

大前胡汤

【方源】 《备急千金要方·卷十七肺脏方·气极第四》："大前胡汤治气极伤热，喘息冲胸，常欲自恚，心腹满痛，内外有热，烦呕不安。"

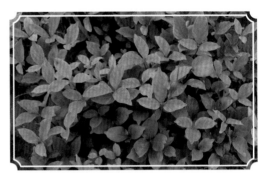

半夏

【组成】 前胡8两，半夏、麻黄、芍药各4两，枳实4枚，生姜5两，黄芩3两，大枣12枚。

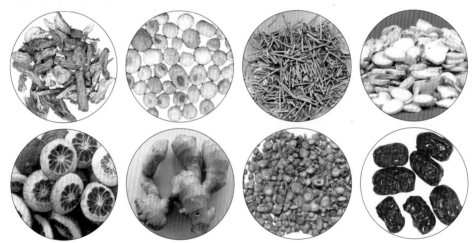

【用法】 上㕮咀。以水9升，煮取3升，去滓，分温3服。

【主治】 气极伤热，喘息冲胸，常欲自恚，心腹满痛，内外有热，烦呕不安。

【方论精粹】

张璐《千金方衍义》："气极伤热而用前胡、麻黄开发于外，半夏、枳实消豁于内，芍药、黄芩清解于中，生姜、大枣兼和中外也。"

白石英丸

【方源】 《备急千金要方·卷十七肺脏方·积气第五》："白石英丸补养肺气方。"

【组成】 白石英（一作白石脂）、磁石、阳起石、肉苁蓉、菟丝子、生地黄各2两半，石斛、白术、五味子、天花粉、肉桂、人参各1两，蛇床子半两，巴戟天、防风各5分。

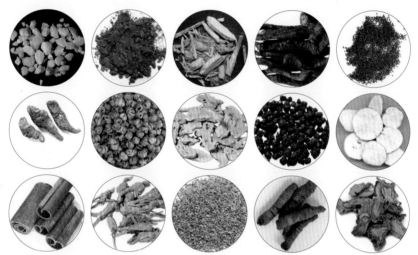

【用法】 上为末，炼蜜为丸，如梧桐子大。每服15丸，加至30丸，酒送下，日2次。

【功用】 补养肺气，补益元气。

【主治】 肺感寒邪，咳而鼻塞，唾浊涕，语声嘶破，洒淅恶寒。

【方论精粹】

张璐《千金方衍义》："方中磁石专解石英、阳起石之剽悍，地黄专助菟丝、肉苁蓉之滋精，防风专鼓人参、白术之益气，石斛专辅巴戟之强阴，天花粉专化肉桂之辛热，五味子专收蛇床之燥烈。用药之奥，全在配合得宜，不可拘于药性，或随佐使，或相反激，或用和解，或寒因寒用，热因热用，或补中寓泻，泻中寓补，或寒热交错，补泻杂陈种种，各具至理，非熟擅《金匮》《千金》之法者，难以语此。"

半夏汤（十一）

【方源】 《备急千金要方·卷十七肺脏方·积气第五》："半夏汤治逆气心腹满，气上冲胸胁痛，寒冷，心腹痛，呕逆及吐不下食，忧气结聚。"

【组成】 半夏1升，生姜、肉桂各5两，陈皮4两。

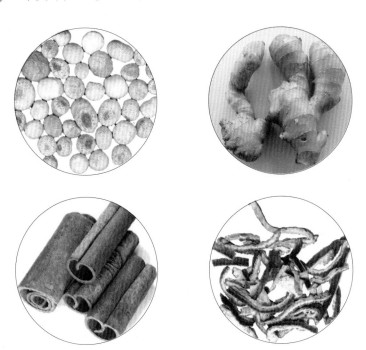

【用法】 上㕮咀。以水7升，煮取3升，分4服，日3夜1。人强者，作3服。

【主治】 逆气心腹满，气上胸胁痛，寒冷心腹痛，呕逆及吐不下食，忧气结聚；亦治霍乱后吐逆腹痛。

【方论精粹】

张璐《千金方衍义》："此方专以破气为主，故于七气汤中除去人参、甘草，易入橘皮以破滞气。"

大蒜煎

【方源】 《备急千金要方·卷十七肺脏方·积气第五》："大蒜煎治疝瘕积聚，冷癖痰饮，心腹胀满，上气咳嗽刺风，疯癫偏风，半身不遂，腰疼膝冷，气息痞塞百病方。"

【组成】 蒜6斤4两（去皮，切，水4升，煮取1升，去滓），酥1升（纳蒜汁中），牛乳2升，荜茇、胡椒、干姜各3两，石蜜、阿魏、戎盐各2两，石菖蒲、木香各1两，干蒲桃4两。

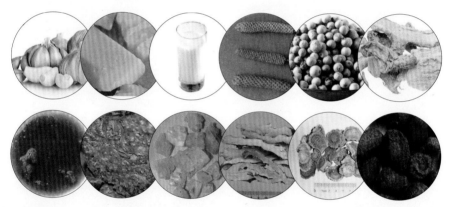

【用法】 上为末。合纳蒜汁、牛乳中，以铜器微火煎取1斗。每次1两，空腹以酒和服；5日以上，稍加至3两；20日觉四体安和，更加至6两。

【功用】 温复阳气，散结止痛。

【主治】 一切冷气，疝瘕积聚，冷癖痰饮，心腹胀满，上气咳嗽，刺风，疯癫，偏风，半身不遂，腰疼膝冷，气息痞塞。

【方论精粹】

张璐《千金方衍义》："蒜气秽浊，用以治秽浊之疾，同气相感之用。然在藜藿之人为当，若素禀清癯者用之，反伤清纯之气，良非所宜。其大蒜煎，治诸冷癖痞塞百病，用椒、姜、荜、魏、木香、菖蒲、胡、蒜之烈，以破积结；牛乳、乳酥、石蜜、戎盐佐胡桃之润，以化辛烈也。"

麻黄汤（六）

【方源】 《备急千金要方·卷十七肺脏方·肺痿第六》："麻黄汤治肺胀咳而上气，咽燥而喘，脉浮者，心下有水气。"

【组成】 麻黄、芍药、生姜、细辛、肉桂各3两，半夏、五味子各半升，石膏4两。

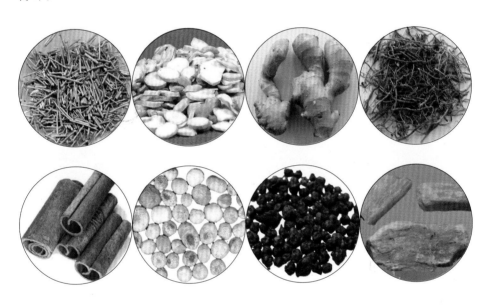

【用法】 上㕮咀。以水1斗，煮取3升，分3服。

【主治】 肺胀。

【方论精粹】

张璐《千金方衍义》："于射干麻黄汤中除去生姜、半夏、细辛、五味、紫菀、款冬，但加甘草一味以和中气也。"

生姜甘草汤

【方歌】

> 生姜甘草人参枣，益气生津温肺好。
> 化浊降逆除痰涎，肺痿虚寒效最高。

【方源】 《备急千金要方·卷十七肺脏方·肺痿第六》："治肺痿咳唾涎沫不止，咽燥而渴。"

【组成】 生姜5两，人参2两，甘草4两，大枣15枚。

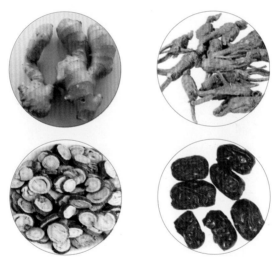

【用法】 上4味㕮咀，以水7升，煮取3升，去滓，分3服。

【功用】 补脾益肺，散寒化饮。

【主治】 肺痿咳唾涎沫不止，咽燥而渴。

【方义方解】 方中用辛温的生姜宣气行滞以化涎沫，降逆下气以止咳唾，配伍甘寒的甘草清热生津益气，使生姜温而不燥。并用人参加强益气生津之功，再取大枣培土和中以助生化之源，本方实寓培土生金之意。诸药合用，使肺气复，津液生，则肺痿可愈。

【运用】

1. **辨证要点**　临床以咳吐白痰而呕，胃虚纳差者为辨证要点。

2. **加减化裁**　肺痿咳嗽，吐涎沫，心中温温烦躁而不渴者，加法半夏；生姜甘草汤治咳吐涎沫不止，心下痞硬而急迫者，兼用紫丸。

【方论精粹】

1. 徐彬《金匮要略论注》："此汤即甘草一味方广其法也。谓胸咽之中，虚热干枯，故参、甘以生津化热，姜枣以宣上焦之气，使胸中之阳不滞，而阴火自熄也，然亦非一二剂可以期效。"

2. 沈明宗《金匮要略编注》："即炙甘草汤之变方也。甘草、人参、大枣扶脾胃而生津液，以生姜辛润宣行滞气，俾胃中津液，溉灌于肺，则泽槁回枯，不致肺热叶焦，为治肺痿之良法也。"

3. 丹波元简《金匮玉函要略述义》："按此方以治肺冷而痿，犹是甘草干姜汤之变方。而渴，当作不渴为妥。"

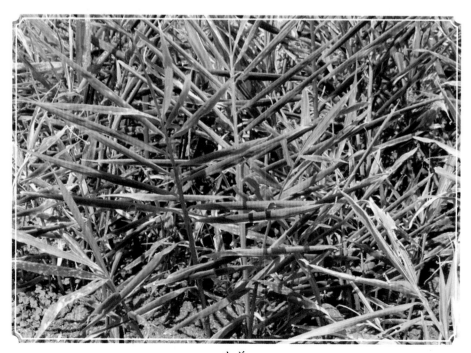

生姜

苇茎汤

【方歌】

> 苇茎汤方出千金，桃仁薏苡冬瓜仁。
> 肺痈痰热兼瘀血，化浊排脓病自宁。

【方源】　《备急千金要方·卷十七肺脏方·肺痈第七》："治咳有微热烦满，胸心甲错，是为肺痈者方。"

【组成】　苇茎2升，薏苡仁、冬瓜子各半升，桃仁30枚。

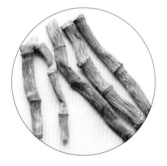
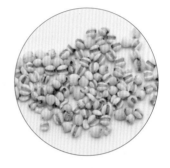
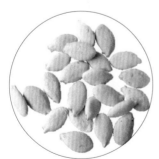
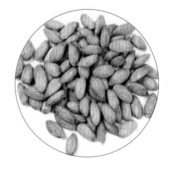

【用法】　水煎服。

【功用】　清肺化痰，逐瘀排脓。

【主治】　肺痈。身有微热，咳嗽痰多，甚则咳吐腥臭脓血，胸中隐隐作痛，舌红苔黄腻，脉滑数。

【方义方解】 本方所治之肺痈是由热毒壅肺，痰瘀互结所致。痰热壅肺，气失清肃则咳嗽痰多。《内经》说"热盛则肉腐，肉腐则成脓"，邪热犯肺，伤及血脉，致热壅血瘀，若久不消散则血败肉腐，乃成肺痈；痈脓溃破，借口咽而出，故咳吐腥臭黄痰脓血；痰热瘀血，互阻胸中，因而胸中隐痛；舌红苔黄腻，脉滑数皆痰热内盛之象。治当清肺化痰，逐瘀排脓。

方中苇茎甘寒轻浮，善清肺热，《本经逢原》谓其"专于利窍，善治肺痈，吐脓血臭痰"，为肺痈必用之品，故用以为君。瓜瓣清热化痰，利湿排脓，能清上彻下，肃降肺气，与苇茎配合则清肺宣壅，涤痰排脓。薏苡仁甘淡微寒，上清肺热而排脓，下利肠胃而渗湿，二者共为臣药。桃仁活血逐瘀，可助消痈，是为佐药。方仅四药，结构严谨，药性平和，共具清热化痰、逐瘀排脓之效。

本方为治疗肺痈之良方，历代医家甚为推崇，不论肺痈之将成或已成，皆可使用。用于肺痈脓未成者，服之可使消散；脓已成者，可使肺热清，痰瘀化，脓液外排，痈渐痊愈。

【方解】

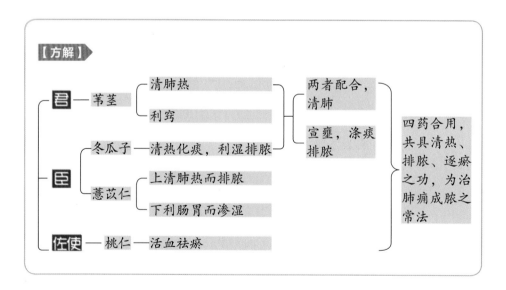

【运用】

1. **辨证要点** 本方为治肺痈的常用方剂，不论肺痈之将成或已成，均可使用本方。临床应用以胸痛、咳嗽、吐腥臭痰或吐脓血、舌红苔黄腻、脉数为辨证要点。

2. **加减化裁** 若肺痈未成脓者，宜加金银花、鱼腥草以增强清热解毒之功；脓已成者，可加桔梗、甘草、贝母以增强化痰排脓之效。

3. **现代运用** 本方常用于肺脓肿、大叶性肺炎、支气管炎、百日咳等属肺热痰瘀互结者。

4. **注意事项** 不论肺痈之将成或已成，均可使用本方。

【方论精粹】

1. 张秉成《成方便读》："是以肺痈之证，皆由痰血火邪互结肺中，久而成脓所致。桃仁、甜瓜子皆润降之品，一则行其瘀，一则化其浊。苇茎退热而清上，薏苡除湿而下行。方虽平淡，其通瘀化痰之力，实无所遗。所以病在上焦，不欲以重浊之药重伤其下也。"

2. 吴谦等《医宗金鉴》："千金苇茎肺痈咳，微热烦满吐败浊，皮肤甲错宜苇茎，薏苡桃仁瓜瓣合。肺痈：系肺藏蓄热，复伤风邪，郁久成痈，以致胸内中府穴隐隐疼痛，振寒脉数，状类伤寒，咽燥不渴，咳而喘满，唾稠粘黄痰，兼臭秽脓血也……如咳有微热，烦满胸中，甲错，脓欲成者，宜千金苇茎汤以吐之。"

薏苡仁
药材档案

【别名】解蠡、起英、赣米、感米、薏珠子、回回米、草珠儿。

【来源】为禾本科多年生草本植物薏苡的成熟种仁。

【性味归经】甘、淡，凉。归脾、胃、肺经。

【功能主治】利水渗湿，健脾止泻，除痹，排脓，解毒散结。用于水肿，脚气，小便不利，脾虚泄泻，湿痹拘挛，肺痈，肠痈，赘疣，癌肿。

【用量用法】内服：9～30克，煎服。药力缓和，用量须大，宜久煎。健脾止泻宜炒用，清热利湿宜生用。可煮粥食用，为食疗佳品。

【使用注意】津液不足者慎用。

桂枝去芍药加皂荚汤

【方歌】

> 桂枝去芍本消阴，痰饮挟邪迫肺金。
> 一个皂驱黏腻浊，桂枝运气是良箴。

【方源】　《备急千金要方·卷十七肺脏方·肺痈第七》："桂枝去芍药加皂荚汤治肺痈吐涎沫不止。"

【组成】　桂枝、生姜各3两，甘草2两，皂荚1挺，大枣12枚。

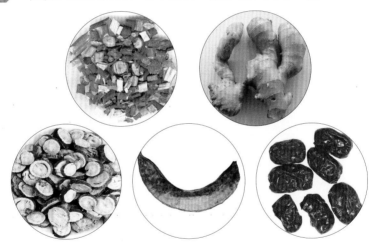

【用法】　上5味咬咀，以水7升，煮取3升，去滓，分3服。

【功用】　温阳行气，消除顽痰。

【主治】　肺痿吐涎沫不止。

【方义方解】　桂枝去芍药汤温运阳气，桂枝、生姜解表而能通阳。大枣、甘草扶正以温阳，去芍药后，可起解表不留邪、温通无碍阳的作用。皂荚涤痰除壅以治其标。本方实为补中兼攻之剂，对于肺气虚寒当温补、痰涎壅遏又非涤不可者尤为适宜。

【运用】

1. **辨证要点** 临床以胸膈痞满，咳吐浊唾涎沫，咳喘不得平卧，舌淡苔白腻，脉数或缓滑为辨证要点。

2. **加减化裁** 咽干而渴者，加人参；咳吐清涎者，加干姜。

3. **现代运用** 此方临床多用于虚寒肺痿而痰浊壅盛，或挟表虚者，如慢性支气管炎、慢性咳嗽、咳痰、吐有涎沫顽痰等疾病。

4. **注意事项** 虚热者忌用。

【方论精粹】

1. 张璐《千金方衍义》："桂枝汤和营卫药，《千金》去芍药之酸收；参入皂荚一味，即《金匮》皂荚丸，不用蜜丸，而入汤液，然不若用汤送丸，不使皂荚之味刺喉，尤为得宜。此唯肥盛多湿浊垢支塞肺胃者，方为合剂；若瘦人津液素槁，虽有痰血，亦难胜皂荚之荡涤也。"

2. 尤怡《金匮要略心典》："以上诸方，俱有辛甘温药，以肺既枯痿，非湿剂可滋者，必生气行气以致其津。盖津生于气，气至则津亦至也。又方下俱云：吐涎沫不止，则非无津液也。乃有津液而不能收摄分布也，故非辛甘温药不可。加皂荚者，兼有浊痰也。"

桂 枝

药材档案

【别名】柳桂、嫩桂枝、桂枝尖。

【来源】本品为樟科植物肉桂的干燥嫩枝。

【性味归经】辛、甘，温。归心、肺、膀胱经。

【功能主治】发汗解肌，温通经脉，助阳化气，平冲降气。用于风寒感冒，脘腹冷痛，血寒经闭，关节痹痛，痰饮，水肿，心悸，奔豚。

【用量用法】内服：3～10克，水煎服。

【使用注意】本品辛温助热，易伤阴动血，温热病、阴虚火旺和血热妄行者忌服。孕妇及月经过多者慎用。

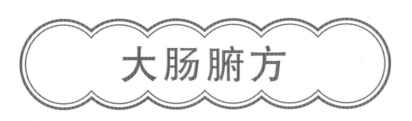

麦门冬汤

【方歌】

> 麦门冬汤用人参，枣草粳米半夏存。
> 肺痿咳逆因虚火，清养肺胃次方珍。

【方源】 《备急千金要方·卷十八大肠腑方·咳嗽第五》："下气止逆，治大逆上气，咽喉不利方。"

【组成】 麦冬汁3升，半夏1升，粳米2合，人参、甘草各3两，大枣20枚。

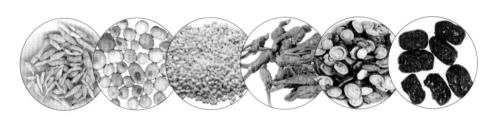

【用法】 以水1斗2升，煮取6升，去滓，分4服，日3夜1。

【功用】 滋养肺胃，降逆和中。

【主治】 肺阴不足，咳逆上气，咳痰不爽，或咳吐涎沫，口干咽燥，手足心热，舌红少苔，脉虚数；胃阴不足，气逆呕吐，口渴咽干，舌红少苔，脉虚数。

【方义方解】 方中重用麦冬甘寒清润，入肺、胃经，养阴生津、滋液润燥，以清虚热，为主药；辅以人参、甘草、粳米、大枣益胃气，养胃阴，中气充盛，则津液自能上归于肺，于是肺得其养，即所谓"培土生金"；佐以少量半夏降逆下气，化其涎沫，虽属辛温之性，但与大量麦冬配伍，则不嫌其燥，且麦冬得半夏，则滋而不腻，相反相成。其中甘草并能润肺利咽，调和诸药，以为使。药仅6味，主从有序，润降得宜，合而成方，生胃津、润肺燥、下逆气、止浊唾，乃虚则补母之法也。

【运用】

1. **辨证要点**　本方以口干咽燥、咳逆、呕吐、舌红少苔、脉虚数为辨证要点。

2. **现代运用**　现代常用于治疗慢性支气管炎、肺结核、支气管扩张、失声、慢性萎缩性胃炎、呕吐、消化性溃疡、神经官能症、倒经、妊娠恶阻等。

3. **加减化裁**　如火盛，加竹茹、竹叶、知母；潮热，加银柴胡、地骨皮；津伤过重，则半夏宜轻用，加沙参、玉竹、石斛、天花粉；呕吐频作，加竹茹、陈皮、枇杷叶；胃脘灼痛、便秘，加石斛、糯稻根、白芍。

【方论精粹】

1. 张璐《千金方衍义》："于竹叶石膏汤中偏除方名二味，而加麦冬数倍为君，人参、甘草、粳米以滋肺母，使水谷之精皆得以上注于肺，自然沃泽无虞。当知火逆上气，皆是胃中痰气不清，上溢肺隧，占据津液流行之道而然，是以倍用半夏，更用大枣通津涤饮为先，奥义全在乎此。若浊饮不除，津液不致，虽日用润肺生津之剂，焉能建止逆下气之绩哉？俗以半夏性燥不用，殊失立方之旨。"

2. 尤怡《金匮要略心典》："火热挟饮致逆，为上气，为咽喉不利，与表寒挟饮上逆者悬殊矣。故以麦冬之寒治火逆，半夏之辛治饮气，人参、甘草之甘以补益中气。盖从外来者，其气多实，故以攻发为急；从内生者，其气多虚，则以补养为主也。"

3. 王子接《绛雪园古方选注》："麦冬汤，从胃生津救燥，治虚火上气之方。用人参、麦冬、甘草、粳米、大枣大生胃津，救金之母气，以化两经之燥，独复一味半夏之辛温，利咽止逆，通达三焦，则上气下气皆得宁谧，彻土绸缪，诚为扼要之法。"

百部丸

【方源】 《备急千金要方·卷十八大肠腑方·咳嗽第五》："百部丸治诸嗽不得气息，唾脓血。"

【组成】 百部根3两，升麻半两，肉桂、五味子、甘草、紫菀、干姜各1两。

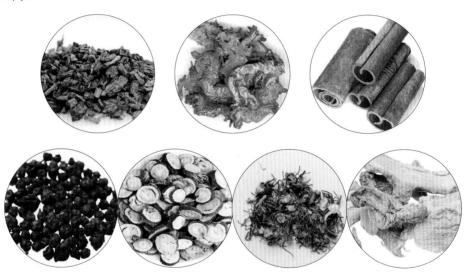

【用法】 上为末，炼蜜为丸，如梧桐子大。每服3丸，日3次，以知为度。

【主治】 久新咳嗽，喘息有音，时吐脓血，咽中腥臭，气息不通。

【方论精粹】

张璐《千金方衍义》："嗽不得息，明明是火逆为患，故用百部导之于下，升麻散之于上，姜、桂之辛以散火，五味之酸以敛津，紫菀、甘草既能治嗽，并可和血。"

白胶汤

【方源】　《备急千金要方·卷十八大肠腑方·咳嗽第五》："治肺伤咳唾脓血，肠涩背痛不能食，恶风目暗眩眩，足胫寒冷方。"

【组成】　白胶5两，生地黄（切）半斤，肉桂、紫菀、人参各2两，桑白皮（切）、麦芽各2升，川芎、火麻仁、饴糖各1升，大枣20个，生姜5两。

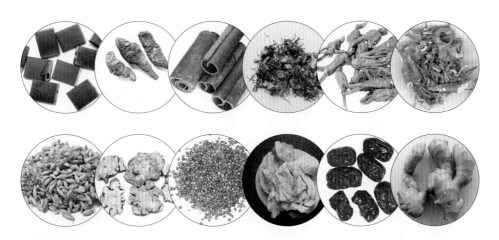

【用法】　上㕮咀。以水1斗5升煮麦，取1斗，去麦下药，煮取3升，分5服。

【功用】　润燥止血，补肺生肌。

【主治】　肺伤咳唾脓血，肠涩背气，不能食，恶风，目暗眩眩，足胫寒。

【方论精粹】

　　张璐《千金方衍义》："白胶乃枫香脂，其性疏通，善于开发肺气，故取以治咳唾脓血；川芎、地黄得肉桂和荣之力，紫菀散结之功，可无委积顿涌之虞。且人参助气于上，麻仁滋化于下，桑皮泻肺气之满，大麦降肝气之逆，大枣、饴糖滋肠胃之津气也。"

款冬煎

【方源】 《备急千金要方·卷十八大肠腑方·咳嗽第五》："治新久嗽款冬煎方。"

【组成】 款冬花、干姜、紫菀各3两，五味子2两，芫花1两（熬令赤）。

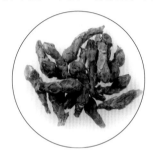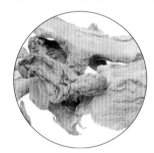

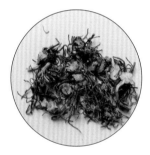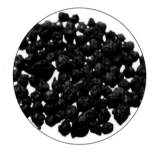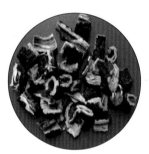

【用法】 上吹咀。先以水1斗煮3味，取3升半，去滓，纳芫花、干姜末，加蜜3升，合投汤中令调，于铜器中微火煎令如糖。每服半枣许，每日3次。

【功用】 润肺止咳。

【主治】 新久咳嗽。

【方论精粹】

张璐《千金方衍义》："以芫花走而不守之味，制入干姜守而不走味中，使邪气去而正气守内；加款冬、紫菀以缓芫花、干姜之烈，五味以收耗散之津。"

槟榔饮

【方源】　《备急千金要方·卷十八大肠腑方·痰饮第六》："槟榔饮治胸中痰饮肠中水鸣，食不消呕吐水方。"

【组成】　槟榔12枚，生姜、苦杏仁、白术各4两，半夏8两，茯苓5两，陈皮3两。

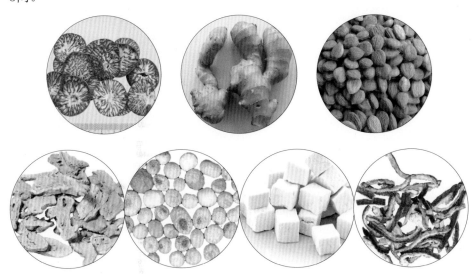

【用法】　上7味哎咀，以水1斗，煮取3升，去滓，分3服。

【主治】　胸中痰饮，肠中水鸣，食不消，呕吐水。

【方论精粹】

张璐《千金方衍义》："苦杏仁开拓胸中之气，姜、半消豁膈上之痰，槟榔、茯苓泄利肠中之水，柑橘二皮一寒一温，升降上下之气，此唯病气未固，元气未漓者宜之。"

【备注】　方中白术，《千金方衍义》作"柑皮"。

半夏汤（十二）

【方源】　《备急千金要方·卷十八大肠腑方·痰饮第六》："半夏汤治痰饮癖气吞酸方。"

【组成】　半夏、吴茱萸各3两，生姜6两，附子1枚。

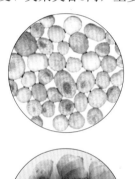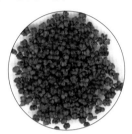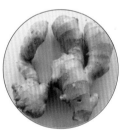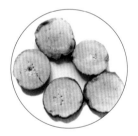

【用法】　上㕮咀。以水5升，煮取2升半，分3服。老少各半，日3次。

【主治】　痰饮，癖气，吞酸。

【方论精粹】

张璐《千金方衍义》："此以曲直作酸，故用吴茱萸通达肝气以佐半夏、附子，仍用生姜开豁痰癖也。"

杜衡汤

【方源】 《备急千金要方·卷十八大肠腑方·痰饮第六》："杜衡汤治吐百病方。"

【组成】 杜衡、松萝各3两，瓜蒂30枚。

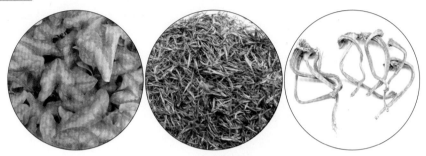

【用法】 上药以酒1升2合，渍再宿，去滓，每次温服5合。

【主治】 胸中多痰，头痛不欲食，及饮酒则癖阻痰。

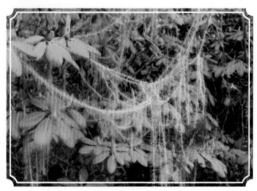

松萝

【方论精粹】

张璐《千金方衍义》："杜衡下气消痰，以其气浊，故用以助瓜蒂、松萝之涌吐。"

苦茶散

【方源】　《备急千金要方·卷十八大肠腑方·痰饮第六》："治卒头痛如破，非中冷又非中风，其痛是胸膈中痰厥气冲所致，名为厥头痛，吐之即瘥方。"

【组成】　茗。

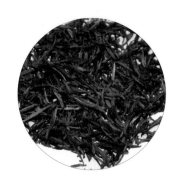

【用法】　煮茗作饮2～3升许，适冷暖饮2升，须臾即吐，吐毕又饮，如此数过，剧者须吐胆乃止。不损人而渴则愈。

【主治】　非中冷，又非中风，由胸膈中痰厥气上冲所致的卒头痛如破。

【方论精粹】

张璐《千金方衍义》："茗味苦，能达清净之府，多饮数吐则呕胆汁亦不损人。"

肾脏方

大泽泻汤

【方源】 《备急千金要方·卷十九肾脏方·肾虚实第二》："治肾热好怒好忘，耳听无闻，四肢满急，腰背转动强直方。"

【组成】 柴胡、茯神（《外台》作茯苓）、黄芩、泽泻、升麻、苦杏仁、羚羊角各1两，磁石（碎）4两，生地黄、大青、芒硝各3两，淡竹叶（切）1升。

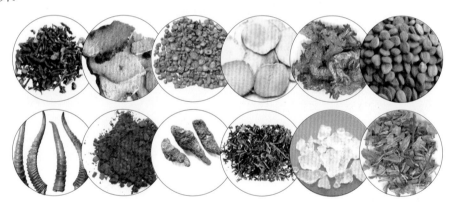

【用法】 以水1斗，煮取3升，去滓，下芒硝，分3服。

【主治】 肾热。好怒好忘，耳听无闻，四肢满急，腰背转动强直。

【方论精粹】

张璐《千金方衍义》："好怒是龙雷激其壮火，原非肾之本病，故用升麻、柴胡升散上盛之气，芒硝、泽泻分利下阻之热，地黄、磁石滋肾水而镇虚阳、茯神、竹叶清心神而愈健忘，苦杏仁、黄芩泄肺窍而通视听，大青、羚羊清肝热而利腰背，并起阳事之委顿也。"

麻黄根粉

【方源】　《备急千金要方·卷十九肾脏方·肾劳第三》："麻黄根粉治肾劳热，阴囊生疮。"

【组成】　麻黄根、硫黄各3两，米粉5合。

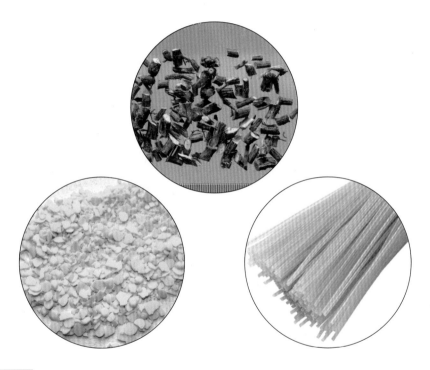

【用法】　上药治下筛。安絮如常用粉法搭疮上，粉湿更搭之。

【主治】　肾劳热，阴囊生疮。

【方论精粹】

　　张璐《千金方衍义》："囊生湿疮，皆不洁污渍之故。故用麻黄根祛风逐湿，硫黄涤垢散邪，《本经》治妇人阴蚀与之同类，米粉益胃以助生肌。"

韭子丸

【方源】　《备急千金要方·卷十九肾脏方·精极第四》："治房事过度，精泄自出不禁，腰背不得屈伸，食不生肌，两脚苦弱方。"

【组成】　韭菜子1升，甘草、肉桂、紫石英、禹余粮、远志、山茱萸、当归、天雄、紫菀、山药、天冬、细辛、茯苓、菖蒲、僵蚕、人参、杜仲、白术、干姜、川芎、附子、石斛各1两半，肉苁蓉、黄芪、菟丝子、生地黄、蛇床子各2两，干漆、牛髓各4两，大枣50枚。

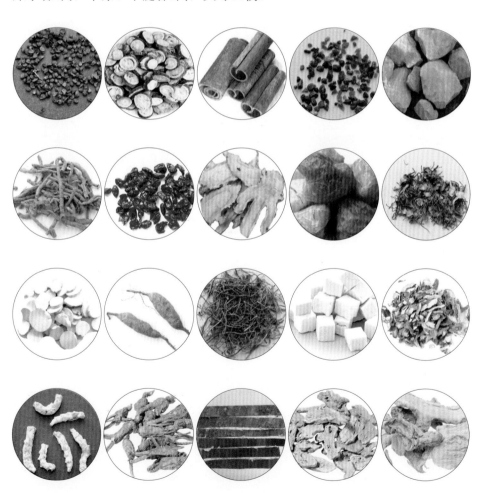

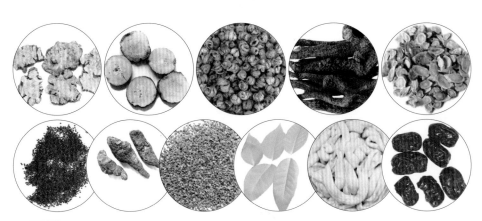

【用法】 上为末，牛髓合白蜜、枣膏为丸，如梧桐子大。空腹时服15丸，1日2次。可加至20丸。

【功用】 温肾壮阳，补气养血，固肾涩精。

【主治】 房劳过度，精泄自出不禁，腰背不得屈伸，食不生肌，两脚软弱。

【方义方解】 本方为主治房劳伤肾，肾阳式微，气血亏虚，精滑不禁之方。方中韭子补肝肾、壮肾阳、固肾精，药量独重，为主药；干姜、细辛、天雄、肉桂、附子、杜仲、肉苁蓉温里散寒、补肾壮阳；当归、川芎、天冬、石斛、大枣滋阴补血；生地黄、山茱萸、山药、牛髓补肾益精，菟丝子、蛇床子补肾涩精；人参、白术、茯苓、黄芪、甘草补气健脾，紫石英、远志、菖蒲宁心安神；僵蚕祛风化痰；干漆化瘀生新。诸药配伍，有温肾壮阳、补气养血、固肾涩精之效。

【运用】

1. **辨证要点** 本方以房劳过度、腰背不得屈伸、精泄自出不禁、两脚软弱、身体消瘦、脉沉细弱为辨证要点。

2. **现代运用** 可用于治疗性功能减退，男子不育等病症，遗精，阳痿。

3. **注意事项** 下焦湿热所扰，以致遗精者，非本方所宜。

【方论精粹】

张璐《千金方衍义》："韭子丸中助阳益气，固精养荣，祛风涤垢利窍之品无不毕具。凡阳衰不能统御阴精者，于中采择数味便足成方，不必固守成法也。"

丹参丸

【方源】 《备急千金要方·卷十九肾脏方·腰痛第七》："丹参丸治腰痛并冷痹方。"

【组成】 丹参、杜仲、牛膝、续断各3两，肉桂、干姜各2两。

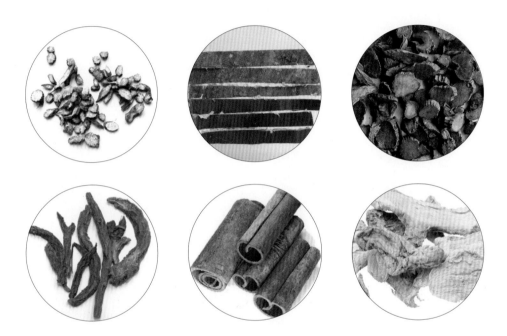

【用法】 上6味，研末，炼蜜为丸，如梧桐子大。酒服20丸，日再夜一。

【功用】 活血化瘀，理气止痛。

【主治】 腰痛并冷痹，肾着；腰脚疼痛，行步艰难。

【方论精粹】

张璐《千金方衍义》："杜仲、续断治腰痛，干姜、肉桂开冷痹，牛膝、丹参通津血也。"

磁石酒

【方源】 《备急千金要方·卷十九肾脏方·补肾第八》："磁石酒疗丈夫虚劳冷骨中疼痛，阳气不足，阴下疖（一作痛）热方。"

【组成】 磁石、石斛、泽泻、防风各5两，杜仲、肉桂各4两，桑寄生、天雄、黄芪、天冬各3两，石楠叶2两，狗脊8两。

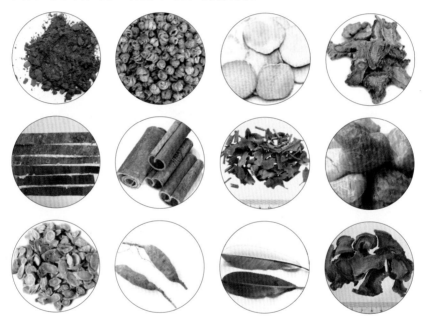

【用法】 上咬咀，酒4斗浸之。服3合，渐加至5合，日2次，亦可单渍磁石服之。

【功用】 祛风逐湿，利骨强筋。

【主治】 丈夫虚劳冷，骨中疼痛，阳气不足，阴下痛热。

【方论精粹】

张璐《千金方衍义》："祛风逐湿，摄火归源，利骨强筋，虚劳之治法备矣。"

膀胱腑方

香豉汤

【方源】 《备急千金要方·卷二十膀胱腑方·三焦虚实第五》："治下焦热毒痢，鱼脑杂痢赤血，脐下小腹绞痛不可忍，欲痢不出方。"

【组成】 香豉、薤白各1升，栀子、黄芩、地榆各4两，黄连、黄柏、白术、茜根各3两。

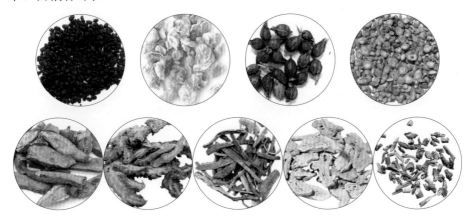

【用法】 以水9升，煮取3升，分3次服。

【功用】 清热解毒。

【主治】 毒痢，状如鱼脑，脐下少腹绞痛不可忍，里急后重。

【方论精粹】

张璐《千金方衍义》："毒痢势甚而饮食尚强，胃气未艾，故可用黄连解毒清燥之剂，其用香豉、薤白必缘邪热未除，后重不减，故专取二味为方中之首推，且以白术除热消食，茜根、地榆解散滞血，然唯毒势方张者为宜。"

大黄泻热汤

【方歌】

> 大黄泻热硝芩栀，升麻泽泻羚角侍。
> 生地玄参配伍入，实热动风此方使。

【方源】 《备急千金要方·卷二十膀胱腑方·三焦虚实第五》："开关格通隔绝，治中焦实热闭塞，上下不通，不吐不下，腹满膨膨喘急方。"

【组成】 大黄（切，别渍）、黄芩、泽泻、升麻、芒硝各3两，羚羊角、栀子各4两，生地黄汁1升，玄参8两。

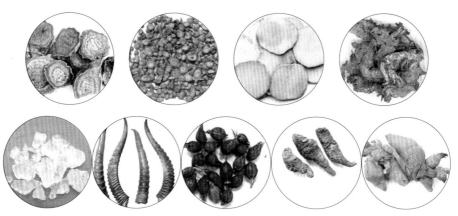

【用法】 水煎服。大黄后下，芒硝溶服。

【功用】 泻热通腑，养阴息风。

【主治】 中焦实热闭塞，上下不通，隔绝关格，不吐不下，腹满膨膨，喘急；阳明腑实，热动肝风，神昏痉厥，腹满，大便不通，舌红苔黄，脉象弦数。

【方义方解】 本方主治证为阳明热结，阴液耗伤者。属邪实正虚，病情急重者。法当泻热通便，攻邪除结，养阴扶正。方以大黄为君，攻下热结，通畅腑气。芒硝助大黄峻攻速下；羚羊角清热解毒，息风止痉；生地黄、玄参壮水制火，滋液润肠通便，均为臣药。佐以黄芩、栀子清泻三焦火热，升麻清热解毒散火，泽泻清热利湿通淋。诸药合用，攻补兼施，标本并治，峻下热结而不伤正，滋阴以利通便泻热，适用于热结阴亏，正虚邪实之证。

【运用】

1. **辨证要点**　本方以烦热口渴、腹部胀满、大便不通、舌红苔黄、脉沉实或弦数为辨证要点。

2. **现代运用**　临床可用本方为主加减治急性单纯性肠梗阻、流行性脑脊髓膜炎、乙型脑炎、急性阑尾炎、急性黄疸型肝炎、急性感染性炎症、痔漏肿痛等病，证属热结阴亏者。

3. **注意事项**　忌芫荑。孕妇及脾虚者忌服。羚羊角宜磨粉冲服，每次1～2克。

泽 泻

药材档案

【别名】水泻、芒芋、鹄泻、泽芝、及泻、天秃、禹孙、天鹅蛋。

【来源】本品为泽泻科植物泽泻的干燥块茎。

【性味归经】甘、淡，寒。归肾、膀胱经。

【功能主治】利水渗湿，泄热，化浊降脂。用于小便不利，水肿胀满，泄泻尿少，痰饮眩晕，热淋涩痛，高脂血症。

【用量用法】内服：6～10克，煎服。

【使用注意】肾虚精滑者慎用。

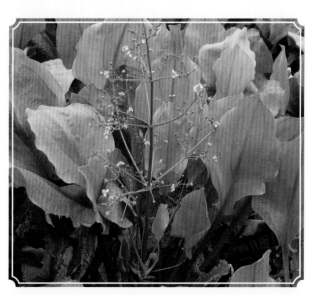

蓝青丸（二）

【方源】 《备急千金要方·卷二十膀胱腑方·三焦虚实第五》："蓝青丸治中焦热下痢水谷方。"

【组成】 蓝青汁3升，黄连8两，黄柏4两，乌梅、白术、地榆、地肤子各2两，阿胶5两。

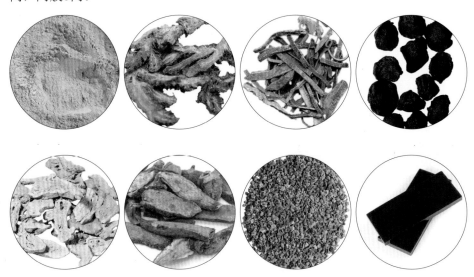

【用法】 上8味为末，以蓝青汁和微火煎，丸如苦杏仁大，饮服3丸，日2次。以七月初七合大良，当并手丸之。

【主治】 中焦热，水谷下痢。

【方论精粹】

张璐《千金方衍义》："本方取蓝青之清热解毒，兼连、柏之苦燥湿热，地肤子之清利膀胱，地榆之散血中火，白术之健脾逐血，阿胶之滋血润燥，乌梅之收耗散津。为热痢水谷不消之的方。"

附录：古今计量单位对照与换算

一、重量单位对照表

1厘：约等于0.03125克。

1分：约等于10厘（0.3125克）。

1钱：约等于10分（3.125克）。

1两：约等于10钱（31.25克）。

1斤：约等于16两（500克）。

二、古代医家用药剂量对照表

1方寸匕：约等于2.74毫升，或金石类药末约2克；草本类药末约1克。

1钱匕：约等于5分6厘，或2克强。

1刀圭：约等于1方寸匕的1/10。

1撮：约等于4刀圭。

1勺：约等于10撮。

1合：约等于10勺。

1升：约等于10合。

1斗：约等于10升。

1斛：约等于5斗。

1石：约等于2斛或10斗。

1铢：一两等于24铢。

1枚：以体积较大者为标准计算。

1束：以拳头尽量握足，去掉多余部分为标准计算。

1片：以1钱的重量作为1片计算。

1茶匙：约等于4毫升。

1汤匙：约等于15毫升。

1茶杯：约等于120毫升。

1饭碗：约等于240毫升。

三、古今计量单位的换算

朝代	古一斤合今克
周	228.86
秦	258.24
西汉	258.24
新莽	222.73
东汉	222.73
魏	222.73
西晋	222.73
东晋	222.73
南齐	334.10
梁陈	222.73
北魏	222.73
北周	250.56
隋	668.19
唐	596.82
五代	596.82
宋	596.82
元	596.82
明	596.82
清	596.82